Pu-Erh-Tee

Doris Muliar

Pu-Erh-Tee

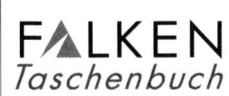

Im FALKEN Verlag sind weitere Titel zu diesem Thema erschienen.
Sie sind überall dort erhältlich, wo es Bücher gibt.

Sie finden uns im Internet: **www.falken.de**

Der Text dieses Buches entspricht den Regeln
der neuen deutschen Rechtschreibung.

Dieses Buch wurde auf chlorfrei gebleichtem
und säurefreiem Papier gedruckt.

Originalausgabe
ISBN 3 635 60573 5

Umschlaggestaltung: Zembsch' Werkstatt, München
Gestaltung: Lohse Design, Büttelborn
Redaktion: Susanne Janschitz, München / Elke Müller
Herstellung: Michael Feuerer, Bad Aibling / Bettina Christ
Fotos: Cheng Min: Seite 5; **Silvestris,** Kastl: Seite 49, 80; **Reinhard-Tierfoto,**
Heiligkreuzsteinach: Seite 25, 29, 38
Produktion: Buch-Werkstatt GmbH, Bad Aibling
Druck: Freiburger Graphische Betriebe GmbH, Freiburg

Die Ratschläge in diesem Buch sind von der Autorin und vom Verlag sorgfältig erwogen
und geprüft, dennoch kann eine Garantie nicht übernommen werden. Eine Haftung der
Autorin bzw. des Verlags und seiner Beauftragten für Personen-, Sach- und Vermögens-
schäden ist ausgeschlossen.

817 2635 4453 6271

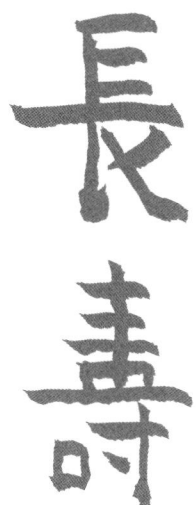

Die erste Schale tröstet die Kehle,
während die zweite die Einsamkeit verscheucht.
Bei der dritten Schale suche ich meine Seele
und finde 5000 Bände alter Gedichte.
Mit der vierten Schale wäscht ein leichtes Schwitzen
alle unangenehmen Dinge weg.
Bei der fünften Schale werden meine Knochen
und Muskeln gereinigt.
Mit der sechsten Schale trete ich in Verbindung
mit dem unsterblichen Geist.
Die siebente Schale? Sie ist verboten!
Schon beginnt eine ätherische Brise
meinen ganzen Körper zu beruhigen.

Lu Yu: *Ch'a Ching* (Buch des Tees), 8. Jh.

Inhalt

Vorwort

Eines gleich vorweg: Von heute auf morgen kann der Pu-Erh-Tee keine Wunder wirken. Er ist auch sicherlich kein Mittel, um langjährige Sünden auf die Schnelle auszubügeln. Pu-Erh-Tee ist ein Heilmittel aus der traditionellen chinesischen Medizin (TCM), deren Grundprinzip es ist, Krankheiten vorzubeugen und sie dadurch möglichst gar nicht erst entstehen zu lassen. So wird auch der Pu-Erh-Tee in der TCM zur Vorbeugung und zur Regulierung der Stoffwechselvorgänge eingesetzt.

Natürlich kann Pu-Erh-Tee den Cholesterinspiegel senken, er hilft auch, überschüssiges Fett abzubauen, hat eine verblüffende Wirkung gegen den „Kater" nach langen Nächten und er vermag auch unser Immunsystem zu stärken. Aber trotzdem ist der Genuss von Pu-Erh-Tee kein Freibrief dafür, dem Körper ständig zu fettes Essen, zu viele Süßigkeiten, zu viel Alkohol und zu wenig Bewegung zuzumuten, auch wenn die Kraft des Tees bewirken kann, dass all diese Sünden vorübergehend nicht so schlimm zu Buche schlagen. Pu-Erh-Tee kann aber viel, viel mehr, als nur die Auswirkungen einer ungesunden Lebensweise abzumildern: Pu-Erh-Tee steigert unsere Lebensenergie und sorgt nicht nur für körperliches, sondern auch für geistiges Wohlbefinden.

Zunächst war der etwas erdige Geschmack für mich etwas gewöhnungsbedürftig, aber nachdem ich täglich etwa drei Wochen lang diesen rubinroten Tee getrunken hatte, da stellte sich tatsächlich eine gewisse Gelassenheit ein, ich fühlte mich fit und frischer als zuvor und war voller körperlicher und geistiger Energie.

Ganz nebenbei verlor ich einige Pfunde, bekam eine klarere Haut und war auch endlich meine Verdauungsprobleme los. Also doch ein Wundertank? Durchaus. Sofern man ihn regelmäßig trinkt und gleichzeitig ein bisschen gesundheitsbewusster lebt, kann der Pu-Erh-Tee eine erstaunliche Wirkung entfalten. Bei dieser Erfahrung wünsche ich Ihnen viel Vergnügen, Wohlbefinden und gutes Gelingen!

Die Herkunft des Pu-Erh-Tees

Yunnan – „Königreich der Pflanzen"

Yunnan ist die achtgrößte Provinz Chinas und liegt im Südwesten dieses riesigen Landes. Yunnan ist mit 436 200 Quadratkilometern ungefähr so groß wie Schweden und wird von den Chinesen als „Provinz des ewigen Frühlings" verehrt.

Alle Klimazonen, die es auf der Welt gibt, kommen in dieser Gegend vor. Das Hochgebirgsland (im Durchschnitt liegt es rund 2000 Meter über dem Meeresspiegel) hat als höchste Erhebung den Berg Kagebo mit 6740 Metern. Das Klima reicht von tropisch und subtropisch über gemäßigt bis sehr kalt. Starke Niederschläge, vor allem im Sommerhalbjahr, ermöglichen einen intensiven Ackerbau mit bis zu drei Ernten jährlich.

Einzig in der Hauptstadt Kunming (übersetzt bedeutet der Name „Ewiger Frühling") gibt es ein wenig Leichtindustrie. Die restliche Provinz Yunnan ist ein Naturparadies, das als eine der schönsten Gegenden der Welt gilt. Es liegt auf der Hand, dass in einer Luft, die frei ist von den umweltschädlichen Einflüssen der Industrie und des modernen Verkehrs, besonders gesunde und schadstofffreie Pflanzen wachsen können. Deshalb, so sagt man, sind die Heiltees und damit auch der Pu-Erh-Tee aus dieser Region besonders wirkungsvoll. Dazu kommt noch, dass Pflanzen im Hochland langsamer wachsen und somit eine höhere Konzentration ihrer Wirkstoffe erreichen können als Flachlandpflanzen.

Die Teesorten aus der Provinz Yunnan haben ein offizielles Prädikat: *China Native Products Thesaurus*, also „Schatz der chinesischen Nation". Der Name übrigens kommt von der chinesischen Präfektur „Pu Erh" im Süden Yunnans, in der rund um den Berg Liuchashan auch das größte Anbaugebiet liegt.

Geschichte der Chinasaatpflanze

Es gibt zwei verschiedene Arten von Teepflanzen, die im tropischen bis subtropischen Klima gedeihen: *Thea assamica* und *Thea sinensis.* Letztere wird auch Chinasaatpflanze genannt und stammt ursprünglich aus dem südchinesischen Hochland, wo sie auch heute noch wächst. Thea sinensis ist eine blühende, immergrüne Pflanze.

Im Laufe der Jahrhunderte stellte sich heraus, dass sich ihre Blätter, die zarter und kleiner sind als die der Assam-Teepflanze, am besten zur Herstellung der aromatischen chinesischen Tees eignen. Bis zu 150 Jahre alt kann der buschige Baum werden und er erreicht, wenn er nicht beschnitten wird, eine Höhe von bis zu zwölf Metern. In den Plantagen werden die Pflanzen jedoch nur etwa ein bis eineinhalb Meter niedrig gehalten, weil das die Ernte erleichtert.

Botanisch gesehen gehört die Teepflanze (lat.: theaceae), von der es verschiedene Sorten gibt, zur Familie der Kameliengewächse.

Eine besondere Chinasaatpflanze ist der Qingmao-Teebaum, dessen zarte Blattspitzen für den Pu-Erh-Tee gepflückt werden. Aus seinen Blättern könnte man aber ebenso gut auch Grüntee oder Schwarztee machen. Roter Tee, eben Pu-Erh-Tee, entsteht allein durch die besondere Weiterverarbeitung.

Erstmals in der Geschichte wird der Tee im 8. Jahrhundert von Lu Yu in seinem „Buch des Tees" beschrieben. Er erzählt, dass der Tee im Jahr 2700 vor Christus von Kaiser Shen Nung zufällig „erfunden" wurde. Dieser Kaiser habe neben einem Topf mit kochendem Wasser gestanden. Der Wind wehte einige Blätter der Kamelienpflanze in das Wasser. Dem Kaiser stieg das duftende Aroma in die Nase, er probierte davon – und der Tee war erfunden.

Auch für Laotse, den Begründer des Taoismus, spielte um circa 500 vor Christus das Teetrinken eine große Rolle bei der Bewusstseinserweiterung und war wichtig für die innere Aufmerksamkeit. Nach Ansicht der Taoisten ist es eine der drei beklagenswertesten Taten, Tee zu vergeuden.

Vermutlich handelte es sich bei diesen frühen Teesorten um grünen Tee, sehr wahrscheinlich aber bereits um den roten Pu-Erh-Tee. Diese Sorten sind die eigentliche Urform des Tees.

Der erste Tee, den die Holländer Anfang des 17. Jahrhunderts aus China nach Europa brachten, war Grüntee, der wegen seines hohen Preises ein Modegetränk an den Höfen wurde. Erst die Engländer machten vor etwa 150 Jahren den Schwarztee in Europa populär. Um das chinesische Teemonopol zu brechen, führten sie fermentierten schwarzen Tee aus Indien nach Europa ein. Dieser war haltbarer und überstand den Transport besser. Werbung und Bücher über Tee erwähnten von da an nur noch den schwarzen Tee. Die englischen Kaufleute hatten auch großes Interesse daran, den schwarzen Tee populär zu machen: Man kann ihn nur einmal aufgießen, während grüner Tee mehrmals aufgegossen werden kann und soll. Grüner Tee war also viel sparsamer im Verbrauch und versprach somit kein so gutes Geschäft.

Der Qingmao-Teebaum – „König aller Teebäume"

Vermutlich wuchsen die ersten wilden Teebäume dort, wo auch heute noch der Pu-Erh-Tee geerntet wird: Am Fuße des Berges Liuchashan. Hier steht auch der Methusalem unter den Teebäumen, ein Qingmao-Teebaum mit einem Alter von beinahe 2000 Jahren. Die Menschen in Yunnan nennen ihn ehrfürchtig den „König aller Teebäume". Und wie es sich für einen solchen botanischen Blaublüter gehört, liefert er auch heute noch hervorragende Blätter für den Pu-Erh-Tee. Von diesem Baum, so sagt die Legende, wurde der allererste Pu-Erh-Tee gepflückt und er brachte seinem Erfinder Gesundheit, Reichtum und ein langes Leben. Auch heute noch wird dieser alte Baum so verehrt, dass seine Ernte getrennt von anderen Qingmao-Blättern verarbeitet wird. Der Pu-Erh-Tee daraus gilt als besonders wertvoll und ist auch im kommunistischen China nur hohen Würdenträgern vorbehalten.

Der rote Tee, der Pu-Erh-Tee, schaffte es erst in jüngster Zeit, ins Bewusstsein der westlichen Welt zu dringen. Dabei gilt er seit jeher in China als „segensreiches Getränk für die Gesundheit". Schon während der Qing-Dynastie schrieb der bekannte Arzt Zhao Xuemin: „Dieser Tee ist wie kein anderer ein wirksamer Feind unnützen und schädlichen Körperfetts." Und heute steht der Pu-Erh-Tee an dritter Stelle der beliebtesten Getränke Chinas.

Die traditionelle chinesische Medizin

Die Lebensenergie Qi

Yin und Yang sind die einander entgegengesetzten elementaren Grund-kategorien in der chinesischen Philosophie. Ihre Wechselwirkungen ver-ursachen alle Veränderungen in der Natur. Gerät die Harmonie von Yin und Yang bei einem Menschen aus dem Gleichgewicht, so wird er krank, denn der Strom der Lebensenergie, das *Qi* oder *Chi,* ist gestört.

Der schon erwähnte chinesische Arzt Zhao Xuemin, der 102 Jahre alt wurde, schrieb über den Pu-Erh-Tee: „Er unterstützt das Yin und das Yang und schafft so, wenn der Mensch ihn regelmäßig trinkt, ein langes, gesundes Leben."

Nach Ansicht chinesischer Ärzte kann ein Mensch, dessen Qi gleich-mäßig und geordnet fließt, weil Yin und Yang ausgeglichen sind, gar nicht krank werden. Und genau da liege die Wirkung des Pu-Erh-Tees, sagen sie, denn er regt diesen Energiefluss im Körper an und vermag so-wohl überschüssiges Yin wie auch zu viel Yang auszugleichen.

Aus unserer westlichen Sicht könnte man das so interpretieren, dass die natürlichen Wirkstoffe des Pu-Erh-Tees den Stoffwechsel anregen, die Entgiftung fördern und das Immunsystem stabilisieren helfen und somit einen positiven Einfluss auf die Erhaltung der Gesundheit haben.

Allerdings, und das ist ein zentraler Aspekt der chinesischen Heil-kunst, ist es besser, von vornherein zu vermeiden, dass Yin und Yang aus dem Gleichgewicht geraten, also auf eine gesunde Lebensführung zu achten.

Wir hingegen beginnen mit „Gesundheits-Aktionen" meist erst dann, wenn wir bereits unter Beschwerden leiden. Natürlich kann dann ein sanft wirkendes Naturmittel nicht sofort und auf der Stelle vollkommen Abhilfe schaffen. Wenn bereits Beschwerden bestehen, ist es sicherlich besser, zunächst einen Arzt zu konsultieren, denn auch Naturheilmittel wollen kontrolliert eingesetzt werden.

Ihren Allgemeinzustand aber, den Fluss Ihrer Lebensenergie, können Sie mit dem sanft wirkenden Pu-Erh-Tee auf alle Fälle verbessern. Sie können Ihre Leistungsfähigkeit steigern und werden widerstandsfähiger gegen Infektionskrankheiten sein. Außerdem sind bis jetzt kaum unerwünschte Nebenwirkungen des Tees bekannt geworden. Es kann lediglich vorkommen, dass der Pu-Erh-Tee am Anfang scheinbar keine oder nur wenig Wirkung zeigt, wenn Ihr Organismus zunächst einmal jahrelange Ernährungsfehler auszugleichen hat. Er braucht dann unter Umständen eine Zeit lang, um zu merken, dass ihm Gutes getan wird. Versuchen Sie doch gleichzeitig auch Ihre Ernährung ein bisschen umzustellen. Sie werden sehen: Dann klappt es auch mit dem Pu-Erh-Tee!

Tee in der traditionellen chinesischen Medizin

Taoismus und Konfuzianismus haben die traditionelle chinesische Medizin (TCM) hervorgebracht. Für beide Philosophien bedeutet Glück die absolute Harmonie zwischen Mensch und Natur, was nur durch eine entsprechende Lebensweise erreicht werden kann. Diese Form der Medizin behandelt nicht lediglich die Symptome von Krankheiten, sondern den ganzen Menschen.

Die TCM versteht den Körper als ein System, in dem alle Körperteile und Organe durch Energiebahnen miteinander verbunden sind. Wenn sich alle diese Energien im Einklang befinden, ist der Mensch gesund.

Energie und Organe des Körpers lassen sich in die Kräfte des Yin und Yang einteilen. Diese beiden Kräfte sind nicht starr, sondern gehen fließend ineinander über. So ist in jedem Yang auch ein Teil Yin enthalten, und umgekehrt, was auch in dem bekannten chinesischen Tai-Chi-Symbol deutlich wird.

Yin richtet sich nach innen und sammelt Kraft, Yang geht in die entgegengesetzte Richtung.

Alles, was es in der Natur gibt, kann Yin bzw. Yang zugeordnet werden. Auch die in der traditionellen chinesischen Medizin bekannten zehn Organsysteme des Körpers:

ORGANSYSTEME DES KÖRPERS

Yin	Yang
Leber	Gallenblase
Herz	Dünndarm
Milz und Bauchspeicheldrüse	Magen
Lunge	Dickdarm
Niere	Blase

Auch alle Nahrungsmittel werden dem Yin oder dem Yang zugeordnet. Mahlzeiten sollten ausgewogen sein und von beiden etwas enthalten. Wird dies nicht beachtet, so fließt die Lebensenergie Qi nicht mehr richtig. Dadurch entstehen Krankheiten, die geheilt werden können, indem man die jeweils fehlende Kraft zuführt. Das geschieht zum Beispiel durch die Akupunktur, die auch bei uns häufig angewendet wird. Am wichtigsten für die chinesische Medizin sind aber Kräuter- und Teetherapien. Sie werden sowohl bei einfachen Beschwerden wie auch bei chronischen Krankheiten angewendet. Da die TCM aber nicht nur Krankheitssymptome behandelt, sondern immer bereits an Vorbeugung denkt, werden Tees eingenommen, um einfach das Wohlbefinden zu steigern oder um Erkrankungen, die durch negative Umwelteinflüsse entstehen, vorbeugend entgegenzuwirken.

Herstellung und Qualitätsstufen des Tees

Für alle Teesorten werden die frischen jungen Blätter und Knospen von Hand gepflückt. Ob daraus nun grüner, schwarzer oder roter Tee wird, entscheidet allein die weitere Verarbeitung.

Schwarzer Tee

Zunächst lässt man die frisch gepflückten Blätter etwa 10 bis 12 Stunden welken, bis sie ganz schlaff und lappig geworden sind. Dann werden sie aufgerissen, damit ihr Saft austreten und sich mit dem Sauerstoff der Luft verbinden kann, was die Fermentation auslöst. Während dieses

Oxidationsprozesses werden die Blätter auf einem großen Tisch ständig bewegt und „durchgewalkt". Diese feuchte Blattmasse wird in einer dünnen Schicht in einem ebenfalls feuchten „Fermentationsraum" gelagert, bis sie kupferfarben ist. Anschließend, damit die Blätter nicht zu gären beginnen, werden sie so schnell wie möglich in mehreren Hitzekammern getrocknet, wobei sie ihre schwarze Farbe bekommen. Dann werden die verschiedenen Blattgrößen durch Sieben aussortiert. Ein Mittelding zwischen schwarzem und grünem Tee ist der Oolongtee, der in Taiwan hergestellt wird. Er wird nur zur Hälfte dem Fermentationprozess unterzogen. Die frisch gepflückten Blätter werden auf schattigen Matten langsam angetrocknet, danach gerollt und in Öfen fertig getrocknet, wodurch ein grünlich brauner Tee entsteht.

Grüner Tee

Für grünen Tee werden kleinere und jüngere Blätter geerntet, die sofort nach dem Pflücken entweder mit Wasserdampf behandelt oder in einer Pfanne leicht geröstet werden müssen. Das verhindert die Fermentation, die bei schwarzem und rotem Tee erwünscht ist. Danach werden die feuchten Blätter vorsichtig gerollt, sodass die Blattzellen nicht aufbrechen und keine Oxidation in Gang gesetzt wird. In einem umständlichen Verfahren werden die Blätter dann leicht getrocknet, glatt gerollt, wieder befeuchtet, nochmals geglättet und dann wieder getrocknet, bis der grüne Tee fertig ist. Durch diese schonende Zubereitung und das Verhindern der Fermentation und der Oxidation bleiben im grünen Tee Vitamine, Aminosäuren, Mineralstoffe und Spurenelemente weitgehend erhalten. Im Gegensatz zum schwarzen Tee hält der grüne allerdings nicht so lange. Er sollte möglichst frisch in den Handel kommen und ein halbes Jahr nach dem Kauf verbraucht werden.

Roter Tee: Pu-Erh-Tee

Grüner Tee kann nicht lange aufbewahrt werden, deshalb konnte er früher auch nicht über weite Strecken transportiert werden. Aus diesem Grund, so sagt man, kam es zur Erfindung des Pu-Erh-Tees. Man suchte also eine Methode, die Teeblätter so zu behandeln, dass sie die gesundheitsfördernden Wirkstoffe des grünen Tees behielten, aber dennoch so haltbar wurden wie schwarzer Tee.

Zur Gewinnung des Pu-Erh-Tees werden nur die Blätter des Qingmao-Teebaumes in der chinesischen Provinz Yunnan geerntet. Zwar gibt es den Qingmaobaum auch in anderen Provinzen, wie zum Beispiel in Sichuan, jedoch wird der originale Pu-Erh-Tee nur in Yunnan, der „Provinz des ewigen Frühlings", hergestellt. Diese Blätter werden gepresst und ebenfalls einem Fermentierungsprozess unterzogen, der aber im Gegensatz zu dem beim schwarzen Tee angewendeten wesentlich schonender ist, sodass alle Inhaltsstoffe weitgehend erhalten und über Jahre wirksam bleiben. Die Fermentierung geschieht ganz langsam, über Jahre hinweg. Das Verfahren zur Herstellung von Pu-Erh-Tee hat eine jahrhundertealte Tradition und ist nach wie vor ein gut gehütetes Geheimnis der Menschen von Yunnan. Fachleute haben nur so viel herausgefunden, dass die frischen grünen Teeblätter zu einer Art Kuchen gepresst und so lange fermentiert werden, bis sie rötlich braun und trocken sind. Während der anschließenden Lagerzeit unter streng kontrollierten Bedingungen reift der Tee jahrelang sanft nach, wobei er wertvolle Enzyme entwickelt.

Daher lassen sich die verschiedenen Qualitäten des Pu-Erh-Tees mit denen von gutem Wein vergleichen: je älter, je länger gelagert, desto besser und leider auch teurer. Fünf Jahre mindestens sollte die Lagerzeit betragen, damit der Tee seine Heilwirkung entwickelt. Die wertvollsten und inhaltsreichsten Pu-Erh-Tees haben eine Reifezeit von bis zu 60 Jahren hinter sich.

Pu-Erh-Tee aus Yunnan wird eingeteilt in die Qualitätsstufen eins bis zehn. Wobei die Qualitätsstufe eins die höchste Wirkung und auch das feinste Aroma hat. Dieser Tee wird zu einer Art Torte oder Ziegel gepresst und ist relativ teuer. Billige Qualitäten (zum Beispiel in Teebeuteln) haben auch eine entsprechend schwächere Wirkung.

Bei Pu-Erh-Tee, der fertig abgepackt direkt aus Yunnan (Packungsaufschrift beachten!) kommt, können Sie sicher sein, dass er aus kontrolliertem Anbau und kontrollierter Herstellung kommt. Das wird von der *China National Native Produce and Animal By-Products Import & Export Corporation* überwacht.

Die Wirkung des Pu-Erh-Tees

Regelmäßig getrunken wirkt Pu-Erh-Tee positiv auf Leber, Milz und Darm. Er kurbelt den Stoffwechsel in diesen Organen an und hilft dadurch, Schadstoffe, Schlacken und Gifte schneller auszuscheiden. So können die Blutfettwerte gesenkt werden, Alkohol wird schneller abgebaut, und auch das Immunsystem wird positiv beeinflusst. Ein funktionierender Stoffwechsel ist Voraussetzung für gesundes Abnehmen. Mit Pu-Erh-Tee geht es zwar nicht – wie manche Werbung verspricht – von selbst, aber doch wesentlich leichter.

In manchen Fällen wurde auch beobachtet, dass nach einigen Wochen, in denen täglich ein Liter Pu-Erh-Tee getrunken wurde, erhöhte Blutzucker- und Harnsäurewerte sanken.

Der leichte Koffeingehalt im Tee ist verantwortlich für eine sanft anregende Wirkung, Mineralstoffe und Spurenelemente runden die Wirkungspalette dieses chinesischen Gesundheitselixiers ab.

Senkung von erhöhten Blutfettwerten

Besonders günstig soll sich der Tee auf einen zu hohen Cholesterinspiegel auswirken. Nun sei hier aber zunächst einmal angemerkt, dass Cholesterin nicht prinzipiell ein schädlicher Stoff in unserem Körper ist, dessen Wert unbedingt so niedrig wie möglich gehalten werden muss. Unser Körper braucht, um zu funktionieren, sehr wohl das etwas zu Unrecht verteufelte Cholesterin. Denn es schützt die Zellmembranen und Nerven und es ist außerdem ein Grundstoff bei der Herstellung von Gallensäure und einigen Sexualhormonen. Cholesterin unterstützt auch das Immunsystem und ist wichtig für das Gehirnwachstum.

Drei Viertel dieses benötigten Cholesterins stellt die Leber selbst her, nur ein Viertel muss mit der Nahrung zugeführt werden.

Mehr als die Hälfte der Deutschen über 45 Jahren hat einen erhöhten Cholesterinspiegel aufgrund von veränderten Ernährungsgewohnheiten und mangelnder Bewegung. Wenn der Cholesterinspiegel über einen längeren Zeitraum zu hoch ist, kommt es zu Fettablagerungen in den Blutgefäßen, was schließlich zu einem Herzinfarkt führen kann. Aus unten stehender Tabelle können Sie sehen, ab wann ein Gesundheitsrisiko (Arterienverkalkung, Herzinfarkt, Schlaganfall) durch einen zu hohen Cholesterinspiegel bestehen kann.

CHOLESTERINWERTE			
Alter	Kein Risiko	Mäßiges Risiko	hohes Risiko
unter 20	bis 170*	über 170	über 185
20–30	bis 200	über 200	über 220
30–40	bis 220	über 220	über 240
über 40	bis 240	über 240	über 250

* mg Cholesterin pro dl

Hierbei handelt es sich um Richtwerte, denn der Cholesterinspiegel im Organismus schwankt je nach Tageszeit, Jahreszeit, Klima und Hormonzustand. Eine besondere Rolle spielt auch die aktuelle Stressbelastung. Ein wesentlich zu hoher Cholesterinspiegel muss in Absprache mit dem Arzt durch geeignete Maßnahmen gesenkt werden.

Der Arzt kann auch feststellen, welches Verhältnis zwischen dem eher schädlichen LDL- und dem günstigen HDL-Cholesterin besteht. Je mehr HDL- im Verhältnis zu LDL-Cholesterin im Blut ist, desto besser. Denn HDL sucht überschüssiges Cholesterin in den Zellen und Arterien und transportiert es zurück zur Leber, wo es entsorgt wird.

Aber um es gar nicht erst so weit kommen zu lassen, oder um vorübergehende geringere Erhöhungen auszugleichen, können Sie selbst etwas tun. Neben fettarmer Ernährung und Bewegung an frischer Luft kann auch der Pu-Erh-Tee, regelmäßig genossen, zu einer Stabilisierung der Blutfettwerte beitragen. Professor Dr. Li Yongkang führte sowohl am Kunming Medical Institut in Yunnan als auch am St. Antoine Hospital in Paris Studien durch. Dabei wurde gemessen, dass bei Patienten, die drei Tassen Pu-Erh-Tee täglich tranken, die Blutfettwerte innerhalb eines Monats um 13 % sanken. Auch auf die Triglycerid-Werte soll sich nach dieser Studie Pu-Erh-Tee positiv ausgewirkt haben.

Bei Lipämie – einer Krankheit, die sich in einer erhöhten Anzahl von Lipoproteinen äußert und die bei einer Leberschädigung auftritt – konnten, nach Professor Yongkang, mit Pu-Erh-Tee bessere Ergebnisse erzielt werden als mit den herkömmlichen Medikamenten. Generell ist das Risiko, eine Herzattacke zu erleiden, bei Teetrinkern beinahe um die Hälfte niedriger als beim Durchschnitt der Bevölkerung. Das fand man an der Harvard Medical School heraus: Regelmäßiger Teegenuss (und in besonderem Maße der Genuss von Pu-Erh-Tee) reduziert das Cholesterin und lässt außerdem auf einen gesünderen Lebensstil schließen.

Erfolg beim Abnehmen

Wer über mehrere Wochen hinweg regelmäßig Pu-Erh-Tee trinkt, kann sein ernährungsbedingtes Übergewicht dauerhaft reduzieren. Das verspricht eine Studie, die am Kunming Medical Institute durchgeführt wurde. Bei starkem Übergewicht konnten bis zu 9 Kilogramm pro Monat abgenommen werden, mittleres Übergewicht wurde um bis zu 5,8 Kilogramm reduziert und leicht Übergewichtige nahmen immerhin noch bis zu 2,8 Kilogramm ab.

Um bei einer Abmagerungskur mit Pu-Erh-Tee wirklich Erfolg zu haben, wird empfohlen, während dieser Zeit den Tee als einziges Getränk zu sich zu nehmen. Allenfalls sind noch ein bis eineinhalb Liter natriumarmes Mineralwasser oder Leitungswasser erlaubt. Also keine Fruchtsäfte, schon gar nicht gesüßte Säfte, aber auch keine kalorienreduzierten „Light"-Getränke oder Milchprodukte und keinesfalls Alkohol.

Der Abnahmeeffekt stellte sich bei weiterer normaler Ernährung bei 88 Prozent der Patienten ein und konnte dauerhaft gehalten werden.

Trotz dieses nachgewiesenen Erfolges des Pu-Erh-Tees wäre es reichlich naiv anzunehmen, man könne weiterhin fette Würste, Pizzen und Sahnetorten schlemmen, denn der Pu-Erh-Tee wird das Fett schon wieder vernichten. Da verspricht die Werbung viel zu viel, wenn sie von „Fettkiller" und natürlichem „Schlankmacher" spricht. Die unschönen Fettpolster, von denen jedes Gramm 9 Kalorien gespeichert hat, schmelzen nur durch Bewegung und Reduzieren der Kalorienversorgung. Ab Seite 44 finden Sie Anregungen und Tipps, wie Sie bei Ihrer alltäglichen, normalen Ernährung Fettkalorien einsparen können und trotzdem rundherum satt werden. Pu-Erh-Tee unterstützt alle diese Maßnahmen sehr. Denn durch den verstärkten Stoffwechsel wird das Fett noch schneller abgebaut und abtransportiert.

Was beim Abnehmen mit Hilfe von fettreduzierter Ernährung und Pu-Erh-Tee noch besonders wichtig ist: Sie nehmen wirklich nur Fett ab! Im Gegensatz zu so vielen anderen „Wunderdiäten", bei denen Sie sich einseitig ernähren und viel zu wenig Kalorien zu sich nehmen. Da purzeln zwar zunächst auch die Kilos, Sie haben jedoch nur wenig Fett abgespeckt, sondern hauptsächlich ist Ihre Muskelmasse weniger geworden und Ihr Körper hat Flüssigkeit verloren. Dieser Effekt ist alles andere als wünschenswert! Denn: Je weniger Muskelmasse, desto geringer der Kalorienverbrauch. Das heißt, dass Ihr Körper immer weniger Nahrung verwertet und immer mehr auf Sparflamme schaltet. Wer mehrmals so eine Diät gemacht hat, kennt diesen Teufelskreis, der daraus resultiert: Was man mühsam über Wochen abgenommen hat, nimmt man im Anschluss furchtbar schnell wieder zu!

Anders, wenn man gezielt nur Fett abnimmt. Denn Fettzellen sind reine Speicherzellen, die selbst überhaupt keine Kalorien verbrauchen. Die Muskelmasse bleibt erhalten und wird durch leichten Sport vielleicht auch noch etwas aufgebaut, sodass mehr Kalorien verbraucht werden, und zwar sogar in Ruhestellung, wenn Sie sitzen, liegen oder schlafen.

Übrigens: Auch bei einem gut funktionierenden Stoffwechsel – wie er durch Puh-Erh-Tee gefördert wird – werden mehr Kalorien verbraucht.

Entgiften und entschlacken mit Pu-Erh-Tee

Die Leber ist mit ein bis eineinhalb Kilo Gewicht unser schwerstes inneres Organ. Für die Entgiftung ist sie das wichtigste Organ überhaupt. Wir nehmen leider täglich unzählige Gifte in uns auf. Neben Giften wie

Alkohol und Nikotin, manchmal vielleicht auch anderen Drogen, die wir bewusst zu uns nehmen, sind es in immer stärkeren Ausmaß Gifte, die in unserer Umwelt vorkommen. Wegen ihrer geringen Konzentration als Einzelstoffe werden diese Gifte oft gar nicht wahrgenommen und können auch im Labor nicht nachgewiesen werden. Und dennoch sind sie da. In der Luft, die wir atmen müssen, in der Nahrung, die wir zu uns nehmen. Zu wenig erforscht ist außerdem die Gefahr, dass verschiedene Gifte sich durch so genannte Synergieeffekte gegenseitig beeinflussen können. Das heißt, dass sich, wenn sie aufeinander treffen, ihre schädliche Wirkung vervielfältigen kann.

Fest steht aber, dass wir auch bei gesunder und weitgehend enthaltsamer Lebensweise einer ganzen Menge von Umweltgiften ausgesetzt sind, die unsere Organe schädigen können. Selbst wenn es nur noch biologisch angebaute Lebensmittel gäbe und alles nur noch frisch und ohne Konservierungsstoffe auf den Tisch käme – durch Autoabgase und die Emissionen aus den Industrieschornsteinen gelängen immer noch viele Gifte in unseren Körper.

Daher ist es wichtig, dass die Leber, dieses Wunderwerk der Natur, ihre Entgiftungsarbeit optimal leistet. Ein bis zwei Liter Blut fließen pro Minute durch die Leber und werden von giftigen Produkten befreit. Dabei werden durch Biotransformation die Gifte so verändert, dass sie stoffwechselneutral durch Niere oder Darm ausgeschieden werden können.

Wird die Leber dauerhaft überlastet und kann sie die giftigen Substanzen nicht mehr vollständig abbauen, gelangen diese auch in die übrigen Organe und richten dort Schaden an. Besonders betroffen sind dann das Nervensystem, das Immunsystem, die Sinnesorgane und die Haut.

Leider merken wir es erst viel zu spät, wenn die Leber einmal geschädigt ist. Denn sie ist ein Organ, das stumm leidet. Kein „Hilferuf" in Form von Schmerzen macht uns darauf aufmerksam, dass unser „Zentrallabor" nicht mehr richtig arbeitet.

Deshalb ist es wichtig, die Leber gesund und leistungsfähig zu erhalten und sie in ihrer Funktion zu unterstützen. Das geschieht am besten durch reichlich Vitamine, Mineralstoffe und Spurenelemente, die direkt dem Leberstoffwechsel zugute kommen und die Ausscheidung der Giftstoffe beschleunigen. Diesen Energiestoffwechsel der Leberzellen kann man durch geeignete zusätzliche Nahrungsmittel erhöhen, wie zum Beispiel Artischocken- oder Mariendistelsaft oder eben durch den regelmäßigen Genuss von Pu-Erh-Tee. Er enthält, wie der grüne Tee, die Vitamine E und C, die wichtige Oxidationsblocker sind. Diese verhindern eine Verbindung von Sauerstoff mit Molekülen des Körpers und helfen so, die Zellfunktionen aufrechtzuerhalten.

Zink – ein wichtiges Spurenelement

Im Pu-Erh-Tee ist durch seine schonende Herstellung außerdem ein Stoff erhalten geblieben, der sonst in den Nahrungsmitteln sehr selten vorkommt: Zink. Moderne Landwirtschaftsmethoden und industrielle Weiterverarbeitung unserer Lebensmittel führen dazu, dass Zinkmangel heute sehr verbreitet ist. Aber unser Körper braucht Zink, denn es kann Schwermetalle wie Cadmium, Blei und Quecksilber binden, damit sie ausgeschiedenen werden können. Somit ist Zink ein wichtiges Entgiftungsmittel, das der Unterstützung der Leberfunktionen dient. Überdies ist Zink beteiligt am Aufbau verschiedener Enzyme und am Eiweißstoffwechsel.

Besonders Männer sollten auf ausreichende Zinkwerte achten, denn Zinkmangel kann ernsthafte Prostataprobleme verursachen.

Die täglich empfohlene Zinkmenge beträgt 12 mg, dafür müsste man schon 500 g Vollkornbrot essen oder 250 g Rinderleber.

Pu-Erh-Tee alleine deckt zwar sicher auch noch nicht den Tagesbedarf, trägt aber ein Stück dazu bei, Mangelerscheinungen vorzubeugen.

Stärkung von Milz, Nieren und Darm

Auch die Milz, ein oft stiefmütterlich behandeltes Organ, hilft bei der Verarbeitung von Giften und Schadstoffen. Sie ist ein Teil des lymphatischen Systems und stellt die Lymphozyten her. Das ist eine Untergruppe der weißen Blutkörperchen, die zur Produktion von Antikörpern, Gedächtniszellen und Killerzellen gebraucht werden. Damit erfüllt die Milz wichtige Aufgaben im Immunsystem.

Alle Gifte, die von Leber und Milz aus dem Blut gefiltert und neutralisiert werden, müssen aber auch abtransportiert und ausgeschieden werden. Das besorgen Darm und Nieren. Auch diese Organe profitieren von den Inhaltsstoffen des Pu-Erh-Tees. Denn er fördert gleichzeitig mit dem Stoffwechsel auch die Verdauung, sodass Schlackenstoffe schneller ausgeschieden werden können.

Dadurch wird verhindert, dass sich im Darm die gefährlichen Fäulnisbakterien bilden können. Schon allein durch die vermehrte Flüssigkeitsaufnahme (einen bis eineinhalb Liter Tee sollte man täglich zusätzlich trinken) werden Darm und Nieren angeregt.

Für Knochen und Zähne

Pu-Erh-Tee enthält – wie auch grüner Tee – Mineralien und Spurenelemente. Erwähnenswert sind vor allem Calcium, Fluor und Magnesium.

Sie sind wichtig für den Aufbau der Knochen und Zähne und wirken vorbeugend gegen Osteoporose, den vor allem bei Frauen durch die Wechseljahre bedingten Knochenschwund. Natürlich bringt Pu-Erh-Tee nicht allein den gewünschten Erfolg für kräftige Knochen und Zähne. Wichtige Calcium-Lieferanten sind auch Milchprodukte und Bananen. Jedoch kann unser Körper Calcium nur verwerten, wenn er gleichzeitig auch über Magnesium verfügt. Auch zahlreiche Enzyme können ohne Magnesium nicht dem Stoffwechsel zugeführt werden, daher hat es eine entscheidende Bedeutung für unsere Gesundheit.

Fluor, das in manchen Städten auch dem Trinkwasser zugesetzt wird, härtet den Zahnschmelz und beugt damit Karies vor. Es wirkt am besten, wenn gleichzeitig die Vitamine C und D sowie Calcium zugeführt werden. Zudem verbessert das im Pu-Erh-Tee vorhandene Koffein die Aufnahme von Fluor. Klinische Studien zeigen, dass die zur Kariesvorbeugung notwendige Tagesmenge bereits mit einem Liter – natürlich ungezuckertem – Tee abgedeckt werden kann.

Belebend für Nerven und Gehirn

Wie im Kaffee ist auch in allen Teesorten Koffein enthalten, das früher Teein genannt wurde. Man hat jedoch inzwischen herausgefunden, dass beide Stoffe, Koffein und Teein, chemisch völlig identisch sind.

Einen Unterschied aber gibt es: Tee regt an, aber nicht auf. Das Koffein im Kaffee wird schon im Magen schnell freigesetzt und wirkt unmittelbar durch die Beschleunigung der Herztätigkeit auf den Kreislauf. Das Koffein im Pu-Erh-Tee hingegen wirkt auf die Nerven. Es verstärkt die Gehirndurchblutung und damit den Gehirnstoffwechsel, was direkt auf das Zentralnervensystem wirkt. Warum? Das liegt an den chemischen Eigenschaften des Koffein-Moleküls. Beim Kaffee ist das Koffein an Calcium gebunden und wird durch die Verdauungssäfte im Magen sofort gelöst. Dadurch gelangt es direkt ins Blut und wirkt zuerst stark aufputschend, dann aber folgt ein rasches Leistungstief.

Anders verhält sich das Koffein im Tee. Denn dort ist es an Gerbstoffe gebunden, die im Kaffee nicht vorhanden sind. Diese chemische Verbindung ist fester, sodass das Koffein erst im Dünndarm gelöst wird und nur nach und nach in den Kreislauf gelangt. Das belastet weder Herz noch Kreislauf, sondern wirkt direkt anregend auf das Nervensystem und auf die Leistungsfähigkeit des Gehirns. Nicht umsonst sagt der Volksmund: „Abwarten und Tee trinken!"

Über den ganzen Tag verteilt getrunken verhindert der rote Tee die gefürchteten Leistungstiefs, steigert die Aufmerksamkeit und macht wach, ohne abends am Einschlafen zu hindern.

Die Mittagsmüdigkeit ist zwar ein Teil des natürlichen Biorhythmus – aber wer kann sich schon eine tägliche Siesta erlauben? Anstelle von Kaffee, der mit jeder Tasse nervöser macht, wirkt Pu-Erh-Tee sanft, weil er Herz und Magen schont.

Abhilfe bei alkoholischem Kater

Dass Alkohol ein direkter Angriff auf die Leber und damit auf den gesamten Organismus und auf unsere Gesundheit ist, weiß mittlerweile jeder. Aber trotzdem trinken wir mitunter „ein Gläschen in Ehren …", und manchmal sind es halt dann doch ein paar Gläschen zu viel – mit den bekannten Folgen am nächsten Tag. Wenn die Folge nur die üblichen Katerbeschwerden wären! An der State University of New York hat man kürzlich herausgefunden, dass Acetaldehyd, der Stoff, der die Katerstimmung verursacht, auch genetische Bausteine beschädigen und damit sogar das Krebsrisiko steigern kann. Übermäßiger Alkoholgenuss birgt also weit größere Risiken als nur den Kater danach mit seinen unangenehmen Auswirkungen. Der Alkoholabbau geschieht in der Leber mit Hilfe des Enzyms Dehydrogenase. Die meisten Chinesen und auch Frauen haben in ihrem Körper eine wenig leistungsfähige Form dieses Enzyms zur Verfügung, weshalb sie auch weniger Alkohol vertragen.

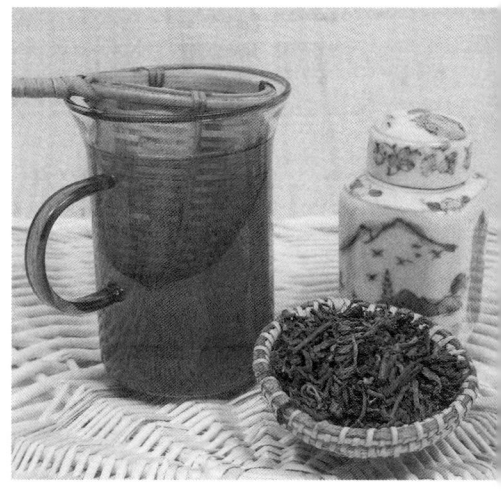

Weil Pu-Erh-Tee die Lebertätigkeit anregt, hilft er auch den Alkohol schneller abzubauen. Das haben französische Ärzte durch Zufall herausgefunden. Acht Mediziner-Kollegen fanden sich zu einem Alkohol-Experiment zusammen. Sieben von ihnen tranken, was das Zeug hielt. Der achte, nüchterne Arzt nahm bei allen eine Blutprobe ab. Es wurden Alkoholwerte zwischen 0,74 bis 0,96 Promille gemessen. Nun nahmen alle einige Tassen Pu-Erh-Tee zu sich. Nach zwei Stunden wurde wieder gemessen – der Alkoholspiegel war im Durchschnitt um 0,45 Promille gesunken. Das ist mehr als doppelt so schnell als beim üblichen Blutalkoholabbau! Ein durchschnittlicher Organismus baut in der Stunde nur etwa 0,1 Promille Blutalkohol ab.

Dieses verblüffende Ergebnis führen die Ärzte auf einen – durch den Tee angeregten – stärkeren Leberstoffwechsel zurück. Außerdem wird angenommen, dass die Pflanzenstoffe der Qingmao-Teebaumblätter, die so genannten Katechine aus der Familie der Polyphenole, den Alkoholabbau beschleunigen.

Keinesfalls aber darf diese Wirkung des Pu-Erh-Tees dazu verleiten, nach Alkoholgenuss einfach ein paar Tassen zu trinken und womöglich dann auch noch mit dem Auto zu fahren. Sowohl Anstieg als auch Abfall der Blutalkoholwerte sind bei jedem Menschen völlig verschieden. Man darf sich auf keinen Fall darauf verlassen, dass irgendein Medikament oder ein natürliches Mittel die Wirkung des Alkohols einfach neutralisiert.

Wohl aber kann es sinnvoll sein, nach einer feuchtfröhlichen Nacht, noch vor dem Zubettgehen, eine große Tasse des hilfreichen Tees zu trinken, um den Beschwerden am nächsten Tag vorzubeugen. Auch als „Katerfrühstück" genossen, hat Pu-Erh-Tee schon vielen Menschen geholfen.

Vorbeugung gegen Infektionskrankheiten

Im Pu-Erh-Tee sind jede Menge Farb- und Gerbstoffe enthalten. Wissenschaftlich werden diese als Polyphenole bezeichnet. Sie bewirken mit Hilfe von Stickstoffoxiden eine Gefäßerweiterung. Dadurch wird die Blutzirkulation verbessert. Polyphenole wirken außerdem als Oxidationshemmer, das heißt, sie binden die gefährlichen freien Radikale an sich und neutralisieren sie.

Wegen ihres hohen Polyphenolgehaltes werden derzeit folgende Lebensmittel häufig von der Ernährungswissenschaft empfohlen:
● Rotwein
● rote Fruchtsäfte
● Kakao
● Pu-Erh-Tee und grüner Tee

Bei einigen wenigen Menschen können Polyphenole allerdings Kopfschmerz- oder Migräne-Anfälle auslösen. Wenn Sie solche unerwünschten Nebenwirkungen bei sich beobachten, sollten Sie mit Ihrem Arzt darüber sprechen, ob eventuell der Tee dafür verantwortlich sein kann, oder ob Ihre Kopfschmerzen andere Ursachen haben.

Eine Untergruppe der Polyphenole sind die Flavonoide, pflanzliche Farbstoffe, die ebenfalls im Pu-Erh-Tee zu finden sind. Sie wirken gegen Bakterien, Viren und Pilze, hemmen Entzündungen und Infektionen und stimulieren die körpereigene Immunabwehr. Man sagt ihnen auch nach, dass sie die Blutgerinnung beschleunigen und vor Krebs schützen sollen.

Auch eine bakteriostatische Wirkung (Hemmung des Wachstums und der Vermehrung der Bakterien) des Pu-Erh-Tees wurde am schon erwähnten Kunming Medical Institute nachgewiesen: Ein Aufguss von 100 g Teeblättern mit 0,7 l kochendem Wasser tötete erfolgreich den Ruhr-Erreger ab. Solche starken medizinischen Aufgüsse sollten aber nur in Absprache mit einem Arzt angewendet werden.

Es kann angenommen werden, dass der Tee infektiösen Erkrankungen – insbesondere im Magen-Darm-Bereich – vorbeugt oder sie in leichteren Fällen auch heilt.

Wirkung auf Blutzucker und Harnsäure

Es ist zwar noch nicht wissenschaftlich nachgewiesen, aber es wurde beobachtet, dass Pu-Erh-Tee in manchen Fällen den Blutzuckerspiegel senken kann. Eine Studie aus Kunming berichtet, dass der Tee bei Lipämie, einer krankhaften Erhöhung der Lipoproteine bei schwerer Zuckerkrankheit, gute Erfolge gebracht hat.

Auch ein zu hoher Harnsäurespiegel im Blut soll bei etlichen Testpersonen gut gesenkt worden sein.

Nebenwirkungen

Außer eventuell leichten Kopfschmerzen bei einer Unverträglichkeit der Polyphenole sind beim Pu-Erh-Tee keine negativen Nebenwirkungen beobachtet worden.

Da der Tee auf den gesamten Organismus harmonisierend wirkt, müssen Menschen, die mit ihrem Gewicht zufrieden sind, nicht befürchten, plötzlich zu Bohnenstangen zu werden. Bei ihnen wirkt sich der Pu-Erh-Tee lediglich regulierend aus, unterstützt das Immunsystem und die Leber gegen schädliche Einflüsse. Aus denselben Gründen werden auch normale Cholesterinwerte nicht weiter abgesenkt.

Entsprechend der chinesischen Lehre vom Gleichgewicht zwischen Yin und Yang im Körper und dem Fluss der Lebensenergie Qi wirkt der Tee dort, wo etwas aus dem Gleichgewicht geraten ist, beziehungsweise er verhindert, dass es überhaupt so weit kommt.

Spezialitäten mit Pu-Erh-Tee

Pu-Erh-Tee lässt sich ganz hervorragend mit anderen wirksamen und wohlschmeckenden Teesorten mischen. So kann man von seinen Wirkungen profitieren und zusätzliche Schwerpunkte setzen. Doch zuerst noch zu einer ganz besonderen Kostbarkeit, zu einer ganz seltenen Sorte des Pu-Erh-Tees.

Der Tee der Kaiser

Für diesen Tee werden die Blätter uralter Qingmao-Bäume geerntet. Die Arbeiter klettern bis zu 18 Meter hoch, um die jüngsten und zartesten Blätter zu erreichen. Manchmal werden auch dressierte Affen eingesetzt, die bis zu den äußersten Zweigen gelangen.

Im Reich der Mitte war diese Spezialität traditionell den Herrschern vorbehalten, Normalsterbliche durften die Blätter nicht einmal berühren. Nachdem Anfang der 40er-Jahre Mao Zedong Vorsitzender des Politbüros geworden war, wurde zwar mit allen Relikten aus der Kaiserzeit aufgeräumt, der „Tee der Kaiser" aber blieb bis heute. Und bis heute ist er nahezu unerschwinglich. Es werden jährlich nur so viele Blätter geerntet, dass lediglich etwa eintausend Kilo Pu-Erh-Tee hergestellt werden können. Davon kommt nur ein ganz geringer Teil in den Handel.

Meistens wird ein Päckchen dieses Tees hohen Staatsbesuchen in Peking als Geschenk überreicht. So ist er trotz Kulturrevolution eben immer noch ein Tee der Herrscher geblieben. Schade nur, dass all die Präsidenten und Gesandten diese Kostbarkeit für ihre Gesundheit gar nicht richtig wahrnehmen. Ist doch gerade dieser exklusive Tee aufgrund der besonderen Auswahl der Pflanzen und einer besonderen Sorgfalt bei seiner Herstellung noch viel wirksamer als normaler Pu-Erh-Tee. Innerhalb der gültigen Qualitätsstufen von eins bis zehn kommt er gar nicht vor, so weit höher wird er bewertet.

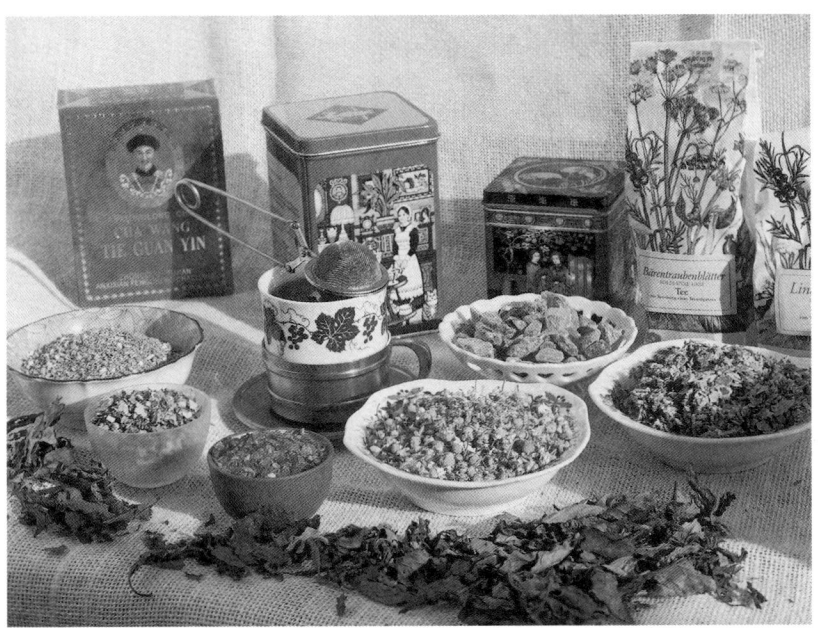

Alle Wirkungen, die Pu-Erh-Tee hat, sind beim „Tee der Kaiser" um ein Vielfaches verstärkt. So wurde diese Rarität versuchsweise am Kunming Medical Institute stark übergewichtigen Patienten verabreicht. Sie verloren in einem Monat bis zu 18,3 Kilogramm. Das ist jedoch ein so starker Gewichtsverlust, dass er nur unter ärztlicher Aufsicht und auch nur bei ernsthafter Erkrankungen durchgeführt werden kann.

Es muss uns aber nicht bekümmern, dass dieser „Tee der Kaiser" in Europa nur selten und wenn, dann zu Höchstpreisen erhältlich ist. Denn: Wichtig ist es, den Pu-Erh-Tee täglich und regelmäßig zu trinken, damit er seine wohltuende Wirkung auf unseren Organismus entfalten kann. Da aber vom „Tee der Kaiser" lediglich eintausend Kilo im Jahr produziert werden, kann er wohl auch nur als Spezialität für besondere Gelegenheiten gehandelt werden.

Übrigens: Er soll ein besonders tolles Aroma haben, und die Chinesen bezeichnen ihn als den „besten Tee der Welt".

Der Acht-Schätze-Tee

Die „acht Schätze" waren bei den Chinesen seit jeher besonders gefragt. Denn diese Wundermischung soll Liebende wahrlich beflügeln. Ob frisch verliebte oder schon in die Jahre gekommene Paare – der Acht-Schätze-Tee ist für alle ein gesundes und natürliches Anregungsmittel für lustvollen Sex. Bei uns ist der Acht-Schätze-Tee in Asienläden und gut sortierten Teegeschäften erhältlich. Seit Jahrhunderten schon mischten chinesische Ärzte bestimmte Kräuter, Früchte, Blätter und Wurzeln für ihre Patienten. Für Männer, die um ihre Potenz fürchteten, für Frauen, deren Liebesverlangen nachgelassen hatte, für Ehepaare, denen die Lust abhanden gekommen war. Diese Mischungen wurden ganz individuell – jedoch meist mit ähnlichen Zutaten – zusammengestellt.

Erst Professor Dr. Lee Kun, ein Vertreter der traditionellen chinesischen Medizin, kam 1996 auf die Idee, solch ein Liebeselixier für alle Menschen zu mischen. Klar, dass darin der Pu-Erh-Tee nicht fehlen darf. Aber auch andere Pflanzen aus der chinesischen Provinz Yunnan sind darin enthalten. Professor Kun: „Es handelt sich bei dieser Mischung um spezielle Gewächse aus der Provinz Yunnan, von denen einige Verwandte auch in Europa und Amerika bekannt sind. Nur: Die energetischen Schwingungen der Pflanzen in unserem naturreinen Kräutergarten Yunnan sind weitaus wirkungsvoller als die europäischer oder amerikanischer Pflanzen, die durch Umweltgifte, UV-Strahlen und Elektrosmog geschwächt bis absolut wirkungslos geworden sind."

Außer Pu-Erh-Tee der höchsten Qualitätsstufe, der die Körperkräfte wieder in Schwung bringt, enthält der Acht-Schätze-Tee noch folgendes: Saure Bergdattel (wächst nur in Yunnan), Litschi, Wildkirsche (sehr aphrodisierend), wilde Bergchrysanteme, Ginsengwurzeln, Walnuss (fördert die Potenz) und Xing Ren. Letzteres ist eine Art Aprikose, aus deren Kern ein Wirkstoff gewonnen wird, der bei den Chinesen „Frucht der unerschöpflichen Liebeskraft" genannt wird.

Wie für alle chinesischen Heiltees gilt auch für den Acht-Schätze-Tee: Unbedingt regelmäßig und über einen längeren Zeitraum anwenden – dann erst zeigt sich die Wirkung.

Die Zubereitung des Pu-Erh-Tees

P u-Erh-Tee ist denkbar einfach zuzubereiten. Man kann dabei praktisch nichts falsch machen. Er wird seine Wirkung auf jeden Fall entfalten. Wenn Sie lose Teeblätter verwenden, beachten Sie als Faustregel einfach: 10 Gramm Teeblätter mit einem Liter kochendem Wasser übergießen und 10 Minuten ziehen lassen. Wenn sie Pu-Erh-Tee für eine Zeit lang zum Abnehmen zubereiten, nehmen Sie 15 Gramm Teeblätter für einen Liter Wasser.

10 Gramm Pu-Erh-Tee sind ungefähr vier Teelöffel voll. Beim ersten Mal nehmen Sie vielleicht eine Waage zur Hilfe, denn die Teeblätter von gutem Pu-Erh-Tee sind ziemlich grob und lassen sich mit einem Löffel nicht so gut abmessen. Aber wenn Sie die Menge einmal gesehen haben, bekommen Sie das schnell in den Griff.

Im Handel gibt es auch so genannte „Teenester". Das sind fest gepresste Teeblätter, deren Form an kleine Champignonköpfe erinnert. Ein „Teenest" wird mit 500 ml kochendem Wasser übergossen und soll etwa 10 Minuten ziehen. Es kann je nach Qualität zwei- bis dreimal verwendet werden. Da sich die Teenester im heißen Wasser auflösen, sollte der Tee anschließend durch ein Sieb gegossen werden.

Für die ganz einfache Zubereitung gibt es Pu-Erh auch im Teebeutel. Aber wie bei Teebeuteln generell, sind Qualität und Wirkung recht fraglich. Vielleicht sind sie sinnvoll, wenn Sie unterwegs sind und nicht auf Ihren Pu-Erh-Tee verzichten wollen. Manche Hersteller empfehlen pro Beutel einen Liter Wasser, was eine sehr schwache Konzentration ergibt. Sie können für einen Liter Tee ohne Bedenken zwei bis drei Beutel nehmen.

Der Vollständigkeit halber sollen auch noch die Pu-Erh-Kapseln erwähnt werden. Zwar mögen auch dort, wie zum Beispiel in Knoblauch- oder Apfelessigkapseln, die Wirkstoffe enthalten sein, aber der Tee will lieber über den Tag verteilt mit Aufmerksamkeit getrunken werden. Außerdem ist auch die zusätzlich aufgenommene Flüssigkeitsmenge von Bedeutung, wenn der Tee seine positive Wirkung tun soll.

Sie können Ihre Tagesration morgens auf einmal fertig machen und in eine Thermoskanne füllen, Sie können den Tee im Sommer abkühlen lassen und dann noch in den Kühlschrank stellen und ihn ganz kalt zur Erfrischung trinken, Sie können aber auch jede Tasse frisch aufbrühen. Man kann die Teeblätter auch schon am Abend aufgießen und den Tee dann die ganze Nacht über ziehen lassen. Dadurch wird er besonders kräftig und entwickelt ein rauchig-erdiges Aroma. Vorsichtig erwärmt kann Pu-Erh-Tee so den Morgenkaffee ersetzen.

Die Teeblätter lassen sich, nachdem der Tee 10 Minuten gezogen hat, auch ein zweites Mal aufgießen – es sind immer noch genügend Inhaltsstoffe darin, um volles Aroma und volle Wirkung zu garantieren. Weitere Aufgüsse, wie sie manchmal empfohlen werden, machen allerdings wenig Sinn.

Sie können den Tee in Kannen oder Krügen zubereiten, wie Sie möchten. Wichtig ist immer, dass die Teeblätter frei schwimmen können und nicht in ein enges Tee-Ei gepresst sind. Besonders geeignet sind Teenetze aus Stoff, die möglichst groß sein sollen, damit die Teeblätter gut aufquellen können. Es gibt auch Filterbeutel aus Papier mit einer passenden Halterung, die aber meiner Meinung nach etwas unpraktisch in der Handhabung sind.

Sehr zweckmäßig und auch schön anzusehen sind Glas-Teekannen mit Siebteil, die es in verschiedenen Ausführungen und Preislagen gibt.

Ich selbst gieße frühmorgens etwa 5 Gramm Teeblätter mit einem halben Liter Wasser in einem großen Keramikbecher auf, lasse den Tee etwa 10 Minuten ziehen und übergieße dieselben Blätter dann nochmals mit einem halben Liter kochendem Wasser. Dieser zweite Aufguss bleibt dann stehen, er wird mein Mittagstee. Nachmittags gibt es dann frischen Pu-Erh-Tee mit einer aromatischen Beimischung.

Noch ein Wort zur richtigen Aufbewahrung: Pu-Erh-Tee sollte in einem luftdichten, dunklen Behälter trocken gelagert werden. Möglichst nicht im Gewürzschrank und nicht neben einer Kaffee-Dose, denn er kann leicht ein fremdes Aroma annehmen. In Teegeschäften, aber auch in Asienläden, gibt es sehr hübsche und geeignete Dosen, oft mit dem chinesischen Schriftzeichen für „langes Leben", wofür Pu-Erh-Tee ja dort an erster Stelle steht.

Übrigens: Ihre Blumentöpfe oder Ihr Komposthaufen sind für die gebrauchten Pu-Erh-Teeblätter sehr dankbar.

Womit soll man süßen?

In China wird jeder Tee traditionell pur getrunken. Zucker und andere Süßmittel für Getränke sind verpönt. Wahrscheinlich kommt es daher, dass manche Liebhaber des Pu-Erh-Tees das Süßen mit Hinweis auf diese chinesische Tradition verbieten wollen. Ihr zusätzliches Argument: Süßes zerstört die Inhaltsstoffe des Tees. Das aber stimmt nicht – zumindest nicht ganz. Wohl kann man Puristen recht geben, die der Meinung sind, der Tee-Geschmack würde vom Süßmittel unnötig überdeckt, das erdige Aroma, auf das es doch ankäme, wäre nicht mehr zu spüren. Wer jedoch daran gewöhnt ist, seinen Tee oder seinen Kaffee süß zu trinken, kann das auch beim Pu-Erh-Tee weiterhin tun. Es schadet seiner Wirkung gewiss nicht.

Eines aber ist wirklich wichtig: Der weiße, raffinierte Zucker ist Gift für den Pu-Erh-Tee und damit auch für unseren Organismus. Denn dieser Zucker zerstört das Vitamin B_1 und behindert den Calcium-Stoffwechsel. Damit ist er der Hauptfeind für unseren Knochenbau und für unsere Zähne.

Brauner Zucker ist im Grunde genauso inhaltslos und schädlich. Er sieht zwar gesünder aus, ist aber lediglich weißer Zucker, der mit Melasse eingefärbt wurde.

Als einzige Zuckerart kann Vollrohrzucker (aus dem Reformhaus) zum Süßen verwendet werden. Er wird aus Zuckerrohr hergestellt, das gepresst, gefiltert und zu Sirup eingekocht wird.

Süßen Sie Ihren Pu-Erh-Tee am besten mit flüssigem Honig, der reichlich zusätzliche Enzyme und Mineralstoffe enthält. Oder probieren Sie zur Abwechslung einmal Ahornsirup, Apfel- oder Birnendicksaft aus. In Reformhäusern gibt es außerdem Vollreis-Malz, Johannisbrotsirup, Agavensirup und Dattelsirup, die nicht nur Ihrem Tee ein feines und fruchtiges Aroma geben, sondern auch in Ihren Nachspeisen eine gesunde Alternative zum weißen Zucker sind.

Pu-Erh-Tee selbst gemischt

Wie Sie schon im Kapitel Pu-Erh-Spezialitäten lesen konnten, kann Pu-Erh-Tee durchaus mit anderen Zutaten vermischt werden, ohne dass seine Wirkung verloren geht. Ganz im Gegenteil: Je nachdem, welchen anderen Tee oder welche Kräutermischung Sie dazugeben, kann die Wirkung des Pu-Erh-Tees gesteigert oder ergänzt werden. Vielleicht aber haben Sie auch einfach Freude an etwas Abwechslung. Dann können Sie dem Pu-Erh-Tee nach Lust und Laune aromatisierten Tee (sehr geeignet ist aromatisierter Grüntee), Früchte oder Kräutermischungen beifügen.

Hier nur einige Anregungen, Ihrer Probierfreude und Phantasie sind praktisch keine Grenzen gesetzt. Grundsätzlich nur so viel: Pu-Erh-Tee sollte mindestens die Hälfte der Mischung ausmachen.

„La cucu"

Das ist eine Spezialmischung aus grünem Tee mit Bocksdorn und Ringelblumen, die sehr aromatisch und fruchtig schmeckt und in Fachgeschäften erhältlich ist. Ihr Geruch lässt an eine blühende Sommerwiese denken. Bocksdorn, auch Teufelszwirn genannt, ein Nachtschattengewächs mit violettroten Blüten, wirkt als Nieren- und Lebertonikum, die Ringelblume regt den Gallen- und Lymphfluss an.

Mein Vorschlag: 5 g Pu-Erh-Tee, 3 g „La cucu", 500 ml kochendes Wasser, 5 Minuten ziehen lassen. Nach Geschmack mit Ahornsirup oder Honig süßen.

Pu-Erh-Eistee mit Minze

An heißen Sommertagen kann man den Pu-Erh-Tee auch eisgekühlt trinken. Sollte es ein bisschen pfiffiger sein, zum Beispiel für einen gemütlichen Nachmittag im Garten, können Sie folgendes Rezept probieren:

In einen Liter heißen Pu-Erh-Tee geben Sie vier Zweige frische Minze und einen halben Teelöffel frisch geriebenen Ingwer. Das Ganze abkühlen lassen, durch ein Sieb gießen und den Saft von drei Orangen und einer Zitrone untermischen. Je nach Geschmack mit etwas Honig oder Apfeldicksaft süßen und im Kühlschrank ganz kalt werden lassen.

Weihnachts-Pu-Erh

Mit weihnachtlichem Duft verfeinern Sie Ihren Pu-Erh-Tee, wenn Sie folgende Zutaten für einen Liter Tee verwenden:
2 Gewürznelken, das ausgekratzte Mark einer halben Vanilleschote, 3 cm Zimtstange, Saft von einer Orange und etwas Honig.
Die Gewürze in einem Liter Wasser aufkochen lassen, 10 g Pu-Erh-Teeblätter damit übergießen und das Ganze etwa 15 Minuten (am besten auf einem Stövchen) ziehen lassen. Anschließend den Orangensaft und Honig nach Geschmack einrühren.

Pu-Erh-Tee mit Gewürzen

Einige unserer Küchengewürze, vor allen Dinge solche, die zu Gebäck und Süßspeisen verwendet werden, passen auch gut zum Pu-Erh-Tee. Sie bringen Abwechslung im Geschmack und sind auch noch gesund.
Sternanis: Diese uralte chinesische Frucht gilt als schleimförderndes Hustenmittel. Für einen Liter Pu-Erh-Tee fügen Sie den Teeblättern zwei Stück Sternanis zu und lassen das Ganze 15 Minuten ziehen. Gut schmeckt dieser Tee auch mit dem Saft einer halben Zitrone. Zum Süßen können Sie Vollreis-Malz verwenden.
Fenchelsamen: Auch Fenchelsamen wird bei Erkältungen empfohlen. Außerdem ist er verdauungsfördernd. Nehmen Sie für einen Liter Tee etwa drei Teelöffel zerdrückte Fenchelsamen und 10 g Pu-Erh-Tee und lassen Sie das Ganze nach dem Aufgießen etwa 20 Minuten ziehen. Als Süßmittel schmeckt Honig sehr gut dazu.
Zitronengras: Diese asiatische Grassorte mit dem duftigen ätherischen Öl verleiht Ihrem Tee ein ganz besonderes Aroma. Bei frischem

Zitronengras (in Asienläden erhältlich) nehmen Sie für einen halben Liter Tee einen kleinen Stengel Zitronengras. Entfernen Sie die äußeren Blätter, hacken Sie das Innere grob und vermischen Sie es vor dem Aufgießen mit den Pu-Erh-Teeblättern. Den Tee etwa 15 Minuten ziehen lassen und bei Bedarf mit Honig süßen. Frisches Zitronengras hält sich in Zeitungspapier gewickelt im Kühlschrank bis zu drei Wochen. Es gibt auch getrocknetes Zitronengras. Davon nehmen Sie für einen halben Liter Tee zwei Teelöffel voll.

Pu-Erh mit Kräutertee

Viele der Kräutertees, die man sonst auch gerne trinkt, kann man dem Pu-Erh-Tee hinzufügen. Pfefferminze zum Beispiel schmeckt erfrischend und eignet sich gut für Ihren Mittagstee, denn sie ist magen- und darmfreundlich.

Oder versuchen Sie es mit Hagebutte, die wegen ihres hohen Vitamingehalts besonders im Winter die Widerstandskraft erhöht.

Auch die erfrischenden und durstlöschenden Hibiskusblüten und Malven vertragen sich gut mit dem Pu-Erh-Tee.

Von den Kräutertees nehmen Sie jeweils die Hälfte der vorgeschriebenen Menge als Beimischung für Ihren Pu-Erh-Tee.

Übrigens: Alle diese Mischungen kann man auch gut kalt genießen.

Pu-Erh-Tee mit Früchten

Ob Sie nun eine fertige Früchtetee-Mischung verwenden oder Ihre ganz individuelle Mischung herstellen, Pu-Erh-Tee verträgt sich gut mit deren süßlich-säuerlichem Aroma. Je nach Lust und Laune werden getrocknete Äpfel, Birnen, Pflaumen, Maracuja, Heidelbeeren, Pfirsiche oder Aprikosen (ungeschwefelt!) klein geschnitten und jeweils drei Teelöffel davon zusammen mit den Teeblättern mit einem Liter kochendem Wasser aufgegossen.

Als weitere Zutaten zu den Früchte-Mischungen eigenen sich Vanilleschoten, Zimtrinde, Gewürznelken, frische Melissen- oder Minzeblätter und vieles mehr.

Oder versuchen Sie eine Mischung mit ungespritzten Orangen- oder Zitronenschalen! Für einen Liter Tee nehmen Sie jeweils eine ganze Frucht, spülen sie heiß und schälen sie so fein, dass kaum etwas von der weißen Haut übrig bleibt. Die Schalen lassen Sie einmal aufkochen und gießen die Teeblätter damit auf. 15 bis 30 Minuten ziehen lassen und den Saft der Früchte dazugeben. Eisgekühlt ergibt das ein herrliches Erfrischungsgetränk. Es gibt außerdem in guten Fachgeschäften auch einige fertige aromatisierte Mischungen mit Pu-Erh-Tee. Manche Teehändler führen sogar eigene Mischungen oder sind heilkundig und stellen Ihnen Ihre ganz persönliche Tee-Spezialität zusammen.

Wann und welche Menge täglich?

Wenn Sie abnehmen wollen und der Pu-Erh-Tee eine Diät beziehungsweise eine Ernährungsumstellung unterstützen soll, dann trinken Sie am besten eineinhalb Liter täglich davon. Versuchen Sie jeweils einen Viertelliter zu den Mahlzeiten, den Rest zwischendurch zu trinken. Wenn Sie diätbedingt in dieser Zeit weniger essen, dann sollten Sie den Pu-Erh-Tee nicht auf nüchternen Magen trinken. Denn Pu-Erh-Tee kann bei manchen Menschen den Blutzuckerspiegel senken. Das könnte zu einer Unterzuckerung und damit zu Schwindelanfällen führen. Um dem vorzubeugen, kann man den Tee mit einem Teelöffel Honig oder Vollreis-Malz süßen. Diese Kohlenhydrat-Kalorien fallen bei Ihrer Diät nicht ins Gewicht.

Trinken Sie außerdem während das Abnehmens zusätzlich viel Wasser. Achten Sie auf die Qualität Ihres Wassers: Es sollte unbedingt natriumarm sein. Zu vermeiden sind vor allem alkoholische Getränke, Milchgetränke und gesüßte Fruchtsäfte.

Zur allgemeinen Stärkung der Gesundheit, vor allem um die Leber in ihrer Funktion zu unterstützen, genügen vier große Tassen (jeweils ein Viertelliter) Pu-Erh-Tee täglich. Die können Sie über den Tag verteilt trinken, ganz wie Sie möchten. In China trägt man oft eine Art kleiner Feldflasche mit sich, um immer einen Schluck Pu-Erh-Tee zur Verfügung zu haben.

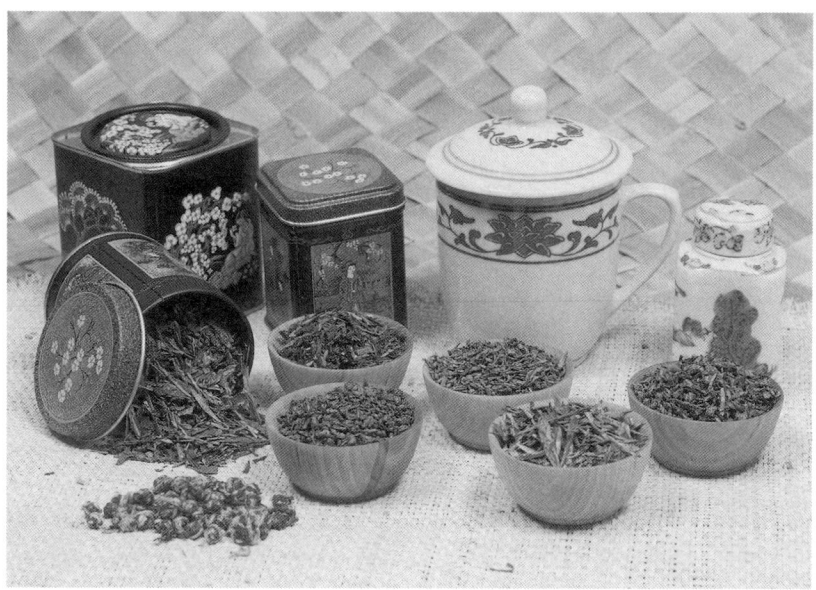

Wenn es hin und wieder notwendig ist, einen Kater zu bekämpfen, dann trinken Sie schon vor dem Fest eine kräftige Tasse Pu-Erh-Tee und bereiten Sie auch gleich noch eine große Portion vor, die Sie vor dem Schlafengehen trinken. Das hilft einerseits Ihrer Leber, den Alkohol schneller abzubauen, andererseits gleichen Sie auch den Flüssigkeitsverlust sofort aus, den der Alkohol in Ihrem Körper verursacht.

Sie können den Pu-Erh-Tee ohne weiteres auch abends trinken. Sein Koffeingehalt ist relativ gering, und dieses Koffein wirkt auch nicht aufputschend wie das Koffein im Kaffee. Denn es ist beim Tee an Gerbstoffe gebunden und wird erst im Dünndarm freigesetzt. Dadurch wirkt es nicht unmittelbar auf das Herz-Kreislauf-System, wo es Schlafstörungen verursachen kann, sondern auf das Nervensystem.

Aus diesem Grund wird Pu-Erh-Tee auch während der Schwangerschaft und von Menschen mit Herzproblemen gut vertragen. Kinder mögen den herben Teegeschmack allerdings zumeist nicht. Für sie sind Früchtetees besser geeignet.

Unterstützende Maßnahmen

Wenn Sie einmal auf den Geschmack gekommen sind, mit Pu-Erh-Tee Ihrer Gesundheit Gutes zu tun, werden Sie sich sicherlich fragen, ob sich denn die Wirkung des Tees durch zusätzliche Maßnahmen noch unterstützen lässt.

Die langjährigen Erfahrungen vieler Menschen, die regelmäßig Pu-Erh-Tee trinken, zeigen, dass Apfelessig und Kombucha wunderbare und sinnvolle Ergänzungen sein können.

Apfelessig

Dieser Klassiker der Volksmedizin ist hervorragend geeignet, die Wirkung des Pu-Erh-Tees zu verstärken. Beide enthalten viele Mineralstoffe, die den Darm entschlacken und die Verdauung in Schwung bringen. Sie dämpfen den Heißhunger, reinigen das Blut und regen die Fettverbrennung an.

Die wertvollen Inhaltsstoffe des Apfelessigs wirken bei Verdauungs- und Stoffwechselstörungen und helfen ebenfalls, den Cholesterinspiegel zu senken.

Auch Apfelessig ist – wie der Pu-Erh-Tee – ein ganz natürliches Mittel zur Förderung der Gesundheit. Achten Sie aber darauf, dass er mit Äpfeln aus biologisch-dynamischem Anbau hergestellt wurde. Trüber und dunkler Apfelessig ist hochwertiger, weil er mehr Vitamine und Mineralien enthält, als der klare Essig, bei dem wichtige Inhaltsstoffe herausgefiltert wurden und der meist aus Äpfeln aus herkömmlichem Anbau ist.

Der amerikanische Arzt Dr. De Forest Clinton Jarvis, der Anfang dieses Jahrhunderts die Heilwirkung des Apfelessigs wieder entdeckt hatte, empfahl: „Ein Glas Wasser, zwei Teelöffel Apfelessig und zwei Teelöffel Honig jeden Morgen auf nüchternen Magen." An diesem Grundrezept hat sich bis heute nichts geändert.

Folgende Gemeinsamkeiten hat Apfelessig mit dem Pu-Erh-Tee:
- ⬤ Er wirkt anregend auf den Stoffwechsel.
- ⬤ Er enthält Vitamine, Mineralstoffe und Spurenelemente.
- ⬤ Er bekämpft Fäulnisbakterien im Darm.
- ⬤ Er entschlackt.
- ⬤ Er senkt die Blutfettwerte.
- ⬤ Er stärkt die Knochen.

Zusätzlich verbessert Apfelessig noch die Leistung der Nieren, macht das Blut fließfähiger und strafft das Gewebe. Sein hoher Gehalt an Kalium aktiviert viele Enzyme und unterstützt vor allem die regelmäßige Herztätigkeit.

Während des Abnehmens wirkt Apfelessig außerdem als Appetitzügler und verringert den Heißhunger auf Süßes.

Bei manchen Menschen, die gerade beginnen, regelmäßig Pu-Erh-Tee zu trinken, wirkt dieser zunächst leicht abführend. Wenn man aber fünf- bis sechsmal täglich ein Glas Wasser mit einem Teelöffel Apfelessig trinkt, kann man diese Wirkung verhindern.

Auch wenn Sie sich zu einer Entschlackungskur mit Pu-Erh-Tee entschlossen haben, können Sie mit Apfelessig einem Mineralstoff- und Kaliummangel vorbeugen, indem Sie dreimal täglich ein Glas Wasser mit zwei Esslöffeln Apfelessig trinken.

Im Gegensatz zu Pu-Erh-Tee kann Apfelessig zusätzlich auch äußerlich angewendet werden. Zum Beispiel bei geschwollenen Füßen, Insektenstichen oder Nasenbluten. Auch als Schönheitsmittel für Haut und Haare hat er sich bewährt.

Kombucha

Auf einen einfachen Nenner gebracht ist Kombucha lediglich vergorener Tee. Jede Teesorte, ob schwarzer, grüner, roter oder Kräutertee, auch Teemischungen, eignet sich als Grundlage für dieses prickelnde Getränk.

Im Handel ist Kombucha meist auf der Basis von schwarzem Tee mit einer dunkelroten Farbe oder aus grünem Tee, dann ist er goldgelb.

Diesem „Wundertrank", der wahrscheinlich wie der Pu-Erh-Tee ebenfalls aus China kommt, werden eine Menge positiver Eigenschaften nachgesagt: Er hält jung und vital, fördert den Stoffwechsel und stärkt die Gesundheit auf vielfältige Weise. Neben all diesen gesunden Eigenschaften hat er aber noch einen Vorteil: Er schmeckt ganz hervorragend und eignet sich sogar zur Zubereitung von Mixgetränken. Zwei Drittel Kombucha und ein Drittel trockener Sekt (oder Champagner) ergeben zum Beispiel einen köstlichen Aperitif, dem man auch noch das Prädikat „gesundheitlich wertvoll" verleihen kann.

Für diese Extraportion Gesundheit im Kombucha ist ein Teepilz verantwortlich. Dieser „Pilz" ist zwar biologisch gesehen gar kein Pilz, sondern eine Lebensgemeinschaft von Algen, Hefezellen und Mikroorganismen, also eher eine Flechte. Er wird aber Teepilz genannt und ist auch unter dieser Bezeichnung im Handel.

Mit Hilfe dieses Pilzes und etwas Zucker setzt ein Gärprozess ein, bei dem verschiedene für unsere Gesundheit wichtige Stoffe produziert werden: Unter anderen sind das rechtsdrehende Milchsäure, Glukuronsäure und Polysacharide.

Die rechtsdrehende „L(+)-Milchsäure" regt die Verdauung an und den Stoffwechsel der Leber. Sie fördert außerdem die Durchblutung.

Glukuronsäure wird auch von der Leber selbst gebildet. Zusätzlich mit der Nahrung aufgenommene Glukuronsäure hilft der Leber, Giftstoffe besser zu filtern und zur Ausscheidung aufzubereiten.

Polysacharide schließlich brauchen wir zum Aufbau von Körperzellen, besonders für das Bindegewebe und die Knorpel.

Mit diesen guten Eigenschaft kann Kombucha bestens mit dem Pu-Erh-Tee harmonieren und seine Wirkung ergänzen.

Besonders bekömmlich ist Kombucha, wenn er morgens auf nüchternen Magen getrunken wird. Ein kleines Glas von 100 bis 150 ml reicht völlig aus. Ein bis zwei kleine Gläser kann man dann noch über den Tag verteilt zu sich nehmen, zum Beispiel nach den Mahlzeiten.

Unerwünschte Nebenwirkungen sind bei regelmäßigem und langjährigem Kombucha-Genuss noch nicht beobachtet worden; von Ernährungsfachleuten wird dennoch empfohlen, hin und wieder eine Pause einzulegen.

Selbst gemacht: Pu-Erh-Kombucha

Die Wirkung Ihres Pu-Erh-Tees können Sie dadurch verstärken, dass Sie Kombucha trinken, der aus diesem Tee hergestellt wurde. Damit schlagen Sie sozusagen zwei Fliegen mit einer Klappe. Bei Erscheinen dieses Buches gab es Puh-Erh-Kombucha noch nicht im Handel. Ein bisschen Geduld vorausgesetzt, ist es aber recht einfach, dieses prickelnde Getränk selbst herzustellen.

Sie brauchen: Pu-Erh-Tee, Zucker und den Kombucha-Teepilz (Bezugsadressen für den Pilz finden Sie im Anhang).

Lassen Sie Ihren Pu-Erh-Tee (10 g Teeblätter auf 1 Liter kochendes Wasser) am besten über Nacht ziehen, damit möglichst alle Inhaltsstoffe gelöst werden.

Süßen Sie den Tee mit 100 g Zucker. Hierzu muss ich etwas erklären: Normalerweise ist Zucker – vor allem raffinierter weißer Zucker – aus gesundheitlichen Gründen abzulehnen. Der Teepilz aber braucht diesen einfachen Zucker zum Überleben. Während des Gärprozesses wandelt der Pilz diesen Zucker in Milchsäure und Alkohol um, sodass Ihr fertiges Kombucha-Getränk keinen oder kaum mehr Zucker enthält. Der Alkoholgehalt übrigens ist auch nicht höher als ein Volumenprozent (Wein hat 10–15 Prozent).

Jetzt kommt der Teepilz dazu. Damit er seine Tätigkeit optimal verrichten kann, braucht er eine Temperatur von 20 bis 23 Grad Celsius, also warme Zimmertemperatur.

Nach etwa 10 Tagen haben Sie Ihren fertigen Pu-Erh-Kombucha. Der Pilz kann dann für einen neuen Ansatz weiterverwendet werden. Wenn Sie Kombucha selbst herstellen wollen, empfehle ich das Buch „Kombucha, Kefir und Co." von Ulrich Arndt (Falken Verlag, 1998), das Ihnen seine Zubereitung und Wirkungen noch genauer schildert.

Bewegung

Ein Plus an Bewegung tut nicht nur Ihrem Herz-Kreislauf-System gut, es unterstützt auch den gesamten Stoffwechsel. Ganz besonders wird natürlich der Fettstoffwechsel aktiviert und zwar unabhängig davon, ob

Sie ein ganz gezieltes Trainingsprogramm absolvieren, zum Beispiel in einem Fitness-Studio, oder einfach immer öfter Ihr Auto stehen lassen und Treppen steigen, statt mit dem Aufzug zu fahren. Jede, wirklich jede Bewegung, die Sie zusätzlich machen, verbraucht zusätzliche Kalorien und bringt Ihren Organismus in Schwung. Früher ging man davon aus, dass eine Trainingseinheit mindestens 20 Minuten dauern müsse, um überhaupt einen positiven Effekt auf die Fettverbrennung zu haben. Eine Studie an der Deutschen Sporthochschule hat jetzt aber gezeigt: Jede Sekunde zählt bei der Fettverbrennung!

Was dabei noch besonders erfreulich ist für alle, die keine schweißtreibenden Sportarten mögen: Tatsächlich funktioniert die Fettverbrennung bei moderater Bewegung am besten!

Dabei gilt ein zusätzlicher Kalorienverbrauch von 1500 Kalorien pro Woche als Minimum – das sind zum Beispiel etwa vier Stunden Walking. Ideal wären 3000 Kalorien und mehr wöchentlich. Da der Kalorienverbrauch je nach Körpergröße und -gewicht sehr unterschiedlich ausfällt, können Sie folgende Formel zu Hilfe nehmen: pro Kilogramm Körpergewicht jeweils sieben Kalorien an sechs Tagen pro Woche zusätzlich verbrennen. Wenn Sie also 70 Kilogramm wiegen, wären das pro Woche 2949 Kalorien (70 Kilo $\times$ 7 Kalorien $\times$ 6 Tage). Wichtig ist aber, dass dieses Mehr an Bewegung, egal ob Sie schwimmen, Rad fahren oder einfach nur flott spazieren gehen, wirklich regelmäßig geschieht. Nur so können die Fettreserven mobilisiert werden.

Außerdem: Dreimal zehn Minuten täglich (Walking, zum Beispiel) bringen mehr als dreißig Minuten am Stück. Das haben irische Forscher herausgefunden, die zwei Trainingsgruppen verglichen, die täglich jeweils dreißig Minuten absolvierten. Die Gruppe, die über den Tag verteilt dreimal jeweils zehn Minuten trainierte, verlor mehr Körperfett, denn ihr Stoffwechsel wurde öfter angeregt.

Für Trainingsanfänger ist Walking ein idealer Sport. Er kann praktisch ohne Vorkenntnisse ausgeführt werden, denn spazieren gehen kann schließlich jeder. Und der positive Effekt für die Gesundheit ist – ohne schweißtreibende Anstrengung – enorm:
● Durch die Stärkung der Muskulatur wird auch Rückenbeschwerden vorgebeugt.

◉ Sehnen, Knorpel und Bänder werden elastischer, der Knochenabbau wird verlangsamt und Osteoporose wird vorgebeugt.

◉ Der Herzmuskel vergrößert sein Schlagvolumen, Herzinfarkt und Bluthochdruck werden verhindert.

◉ Der Stoffwechsel wird auf Trab gebracht: Sie verbrennen mehr Fett!

Wenn Sie nicht täglich die Zeit für ein gezieltes Walking-Programm finden, bauen Sie das Gehen doch einfach in Ihren Alltag ein! Dazu müssen Sie lediglich Ihrer Bequemlichkeit den Kampf ansagen. Sie werden sehen: Nach einem Monat der Gewöhnung möchten Sie Ihre Bewegungseinheiten nicht mehr missen. Gehen Sie möglichst viel zu Fuß – auch Treppen! Teilen Sie Ihre Hausarbeit so ein, dass Fensterputzen, Staubsaugen oder Bodenwischen zu zehnminütigen Trainingseinheiten werden. Wichtig ist, dass Sie Ihre Pulsfrequenz ein bisschen auf Trab bringen: Für ein moderates Training muss das gar nicht viel sein. Halten Sie sich an folgende Formel: 220 minus Lebensalter minus 30 %. Bei einem Alter von 40 Jahren heißt das: 220 minus 40 = 180, davon 30 % sind 54. 180 minus 54 = 126. Das ist für einen 40-Jährigen die Pulsfrequenz für ein optimales Training zum Fettabbau. Wenn Sie sich kein Messgerät zulegen wollen, gehen Sie einfach nach der Faustregel vor: Man sollte gerade noch durch die Nase ein- und ausatmen können.

Ein solches Training reduziert den Fettanteil des Körpers, während zum Beispiel bei den kurzfristigen so genannten Crash-Diäten hauptsächlich das Muskeleiweiß verloren geht. Mehr Bewegung reduziert also die Fettpolster und baut Muskelzellen auf, wodurch Sie auch in Ruhestellung, also sogar im Schlaf, mehr Kalorien verbrauchen.

Wenig Fett

Auch wenn Pu-Erh-Tee imstande ist, die Blutfettwerte zu senken, und er als „Fettkiller" angepriesen wird, kann er alleine keine Wunder wirken. Wenn Sie also abnehmen wollen, kommen Sie nicht umhin, auch Ihre Ernährung längerfristig entsprechend umzustellen. Nur dann kann Ihnen der Tee durch die Unterstützung des Stoffwechsels helfen, Ihre Pfunde schneller loszuwerden.

Im Schnitt nehmen wir etwa 140 g Fett täglich zu uns, das ist mehr als doppelt so viel, wie wir tatsächlich brauchen. Und das selbst dann, wenn wir der Meinung sind, alle fetten Speisen weitgehend von unserem Speisezettel verbannt zu haben.

Die Lebensmittelindustrie „verpackt" dieses überflüssige Fett so geschickt, dass wir gar nicht merken, wie viel verstecktes Fett uns da eigentlich untergejubelt wird. So hat zum Beispiel eine Fertigpizza bis zu 35 g und ein doppelter Hamburger 27 g Fett. Beides zusammen deckt bereits mehr als ausreichend unseren Fett-Tagesbedarf, längst jedoch nicht den Bedarf an Kohlenhydraten, Vitaminen und anderen Nährstoffen.

Es ist also wichtig, dass in unserer Ernährung die Inhaltsstoffe in einem ausgewogenen Verhältnis zueinander stehen. Das heißt: 65 % aller Kalorien sollten wir als Kohlenhydrate zu uns nehmen, 10 % als Eiweiß und 25 % als Fett.

Bei einem Tagesverbrauch von 2000 Kalorien heißt das:
1300 kcal aus Kohlenhydraten = etwa 325 g Kohlenhydrate
200 kcal aus Eiweiß   = etwa 50 g Eiweiß
500 kcal aus Fetten   = etwa 55 g Fett

Leider ist es so, dass jedes überflüssige Gramm Fett, das wir essen, in unserem Körper für „Notzeiten" gespeichert wird. Die bekannten ungeliebten Pölsterchen sind die Folge. Aber: Dieses störende Äußere wäre noch gar nicht so schlimm. Viel schlimmer und gefährlicher für unsere Gesundheit ist das unsichtbare Fett, das sich rund um die lebenswichtigen Organe legt und sie bei ihrer Arbeit behindert.

Nun könnte man meinen, nur das Fett wäre an allem schuld und der beste Erfolg würde sich einstellen, wenn man völlig darauf verzichtet. Das aber wäre ein Fehlschluss. Eine gewisse Menge Fett braucht der Organismus, um zu funktionieren. Zum Beispiel können die Vitamine A, D, E und K vom Körper nur zusammen mit Fett aufgenommen und verwertet werden. Außerdem werden geringe Mengen an Fett auch von den Zellmembranen benötigt, damit der Stoffwechsel „wie geschmiert" ablaufen kann.

Auch können die für unseren Körper so wichtigen essenziellen Fettsäuren wie Linolsäure, Linolensäure und Arachidonsäure nur mit der Nahrung aufgenommen werden. Sie sind Bestandteil der Haut und einiger entzündungshemmender Stoffe und können vom Körper nicht selbst hergestellt werden. Also: Etwas Fett ja – aber mit Köpfchen! Auch während einer Diät, denn sonst kann der Organismus wichtige Funktionen nicht aufrechterhalten. Wenn Sie Ihren Fettkonsum mäßigen und gleichzeitig Ihren Stoffwechsel durch mehr Bewegung und den Pu-Erh-Tee in Schwung bringen, tun Sie Ihrem Körper viel Gutes.

Tipps zur fettarmen Ernährung

Sie müssen Ihre bisherigen Essgewohnheiten nicht komplett über Bord werfen. Sie brauchen auch keine guten Vorsätze zu fassen wie „Nie wieder Schokolade" oder „Lebenslänglich keine Sahne mehr" und dergleichen. Das macht nur Stress, und letztendlich wird doch irgendwann einmal wieder „gesündigt".

Aber ein bisschen überdenken sollten Sie Ihre Essgewohnheiten doch. Sie werden sicherlich feststellen, wo Sie vielleicht – ohne dass es Ihnen bewusst ist – zu fette Zutaten verwenden, die gefährlichen versteckten Fette eben. Sie werden wahrscheinlich auch merken, dass Sie eigentlich viel mehr Kohlenhydrate essen dürften.

Ihre Ernährungsumstellung ist also ganz einfach: Essen Sie weniger Fett und dafür mehr Kohlenhydrate!

● Achten Sie bei Milchprodukten auf fettarme Versionen. Joghurt gibt es zum Beispiel mit einem Fettanteil von nur 0,3 % und Quarkzubereitungen mit nur 0,2 % Fett.

● Zum Braten genügt es, eine beschichtete Pfanne hauchdünn mit Öl einzupinseln. Das spart eine Menge Fett.

● Im Bratschlauch, Römertopf oder in Alufolie können Sie Gerichte ganz ohne Fett zubereiten.

● Versuchen Sie einmal Gemüse oder Fleisch in einem chinesischen Wok oder in einer tiefen, beschichteten Pfanne zuzubereiten. Sie kommen dabei mit ganz wenig Öl aus, und das pfannengerührte Gericht ist knackig und vitaminreich.

● Kaufen Sie magere Fleischsorten wie Huhn, Pute, Kaninchen, Wild und Kalb. Auch Filet vom Schwein oder gekochter Schinken sind relativ fettarm.

- Fische können sehr viel Fett enthalten. Vermeiden Sie zum Beispiel Aal, Makrele, Matjeshering und frischen Thunfisch.
- Das Fett von Fleischbrühen lässt sich mit einigen Eiswürfeln leicht entfernen.
- Butter oder Margarine können als Brotaufstriche entweder in der Halbfett-Version verwendet oder durch pflanzliche Brotaufstriche ersetzt werden.
- Von vielen leckeren Käsesorten gibt es mittlerweile auch schon Dreiviertelfett- oder Magerstufen. Wenn Sie Käse zum Überbacken verwenden, können Sie ihn ganz fein raspeln – das sieht nach mehr aus und bringt weniger Fett auf die Waage.
- An Stelle von Schokolade und anderen Süßigkeiten kann man auch gut Trockenfrüchte naschen.
- Gewöhnen Sie sich allmählich an mehr Kohlenhydrate, zum Beispiel, indem Sie Ihr Frühstücks- oder Pausenbrot dicker schneiden. Sie werden merken: Wenn Sie dadurch gut satt geworden sind, haben Sie weniger Appetit auf Fettes und Süßes.
- Machen Sie Nudeln, Reis und Hülsenfrüchte mit Gemüse zu Ihren Hauptgerichten. Fleisch und Fisch sollen nur die „Beilagen" sein und müssen auch nicht jeden Tag auf den Tisch.
- Käse und Wurstwaren enthalten die meisten versteckten Fette. Betrachten Sie diese Lebensmittel als „Delikatessen" und gehen Sie sparsam damit um.

Mehr Kohlenhydrate

Sie galten lange Zeit als die Dickmacher Nummer eins und wurden bis zum Gehtnichtmehr verteufelt. Bloß keine Kartoffeln, keine Nudeln und nur hauchdünn geschnittenes Brot, war die Devise für eine schlanke Linie. Alles falsch! Kohlenhydrate können gar nicht dick machen, sie werden nämlich nahezu restlos verbrannt und sind reiner Kraftstoff für unsere Muskelzellen.

Gefährlich für die Figur sind lediglich die fetten Saucen und Brotaufstriche. Ohne diese „Fettzugaben" sind Kartoffel, Nudel & Co. die ideale Ernährung für alle, die fit, gesund und schlank sein wollen.

Eine Ernährung, die hauptsächlich aus Kohlenhydraten besteht, hat zudem den Vorteil, für lange Zeit satt zu machen. 65 % Ihrer täglichen Kalorienaufnahme sollte Energie aus Kohlenhydraten sein. Das sind etwa 325 g reine Kohlenhydrate täglich, pro Mahlzeit im Durchschnitt also mehr als 100 g! In der Tabelle sehen Sie die wichtigsten Kohlenhydrat-Lieferanten und wie viel Sie von welchen Nahrungsmitteln essen dürfen, um auf 100 g Kohlenhydrate zu kommen.

100 GRAMM KOHLENHYDRATE SIND ENTHALTEN IN:

Getreide	Brot/Teigwaren
145 g Hirse	210 g Roggenbrot
172 g Haferflocken	244 g Roggenvollkornbrot
136 g Grieß	151 g Knäckebrot
140 g Buchweizen	243 g Pumpernickel
127 g polierter Reis (roh)	117 g Cornflakes
136 g Naturreis (roh)	133 g Spaghetti (roh)
	156 g Vollkornnudeln (roh)

Gemüse	Obst
943 g grüne Erbsen	163 g Äpfel, getrocknet
649 g Kartoffeln	179 g Aprikosen, getrocknet
141 g Kartoffelpüreepulver	467 g Bananen, frisch
416 g Süßkartoffeln	133 g Bananen, getrocknet
454 g Jamswurzel	188 g Pflaumen, getrocknet
476 g Mais (Dose)	625 g Kakis
	270 g Kastanienpüree
	625 g Trauben, rot oder weiß

Hülsenfrüchte (getrocknet)	
209 g weiße Bohnen	208 g dicke Bohnen
205 g Kichererbsen	270 g Kidneybohnen
192 g Linsen	244 g Mungobohnen
176 g Schälerbsen	

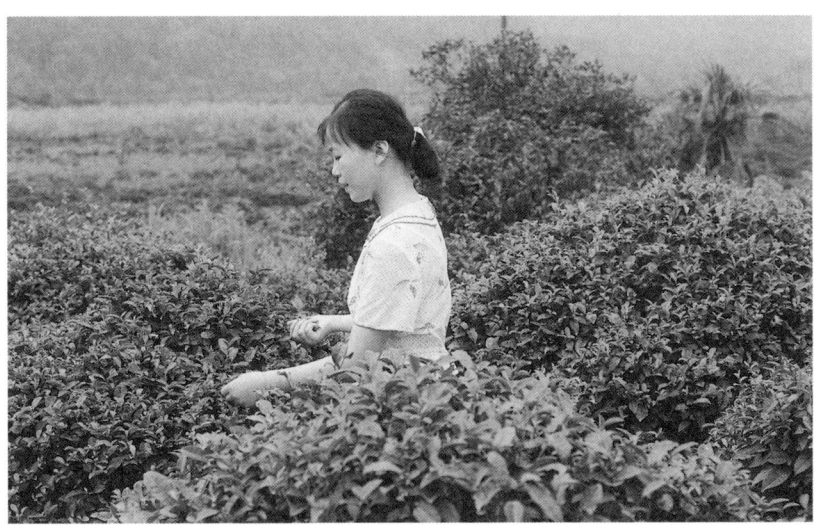

Außerdem sind in den kohlenhydratreichen Lebensmitteln auch alle Vitamine, Mineralstoffe und Spurenelemente enthalten, die unser Körper braucht. Zu unterscheiden ist jedoch zwischen einfachen und komplexen Kohlenhydraten. Einfache Kohlenhydrate kommen vor in Früchten, Honig, Zuckerwaren und weißem Mehl. Sie werden sehr rasch aufgenommen, liefern aber keine anhaltende Sättigung. Die komplexen Kohlenhydrate aus Gemüse, Vollkornprodukten und Hülsenfrüchten hingegen machen für Stunden satt und enthalten zudem noch eine Menge Ballaststoffe.

So wohltuend sich die Kohlenhydrate in unserer Ernährung auswirken, so wichtig sind sie auch für unseren Stoffwechsel. Der würde ohne die Kohlenhydrate überhaupt nicht funktionieren: Vitamine und Spurenelemente würden nicht weitertransportiert und die Leber könnte Fette nicht aufspalten.

Daher ist es auch während einer Fastenkur notwendig, wenigstens geringe Mengen an Kohlenhydraten zu sich zu nehmen. Wird nämlich körpereigenes Fett abgebaut, entsteht – sozusagen als Schlackenstoff – Keton, das nur mit Hilfe der Kohlenhydrate verbrannt werden kann.

Entschlackungstage – Urlaub für den Körper

Alle unsere Stoffwechselorgane sind Tag für Tag, Stunde für Stunde in Betrieb. Kaum haben wir irgendetwas gegessen oder getrunken, arbeiten sie auf Hochtouren. Je mehr Schwerverdauliches wir essen, je mehr Gifte in Form von belasteten Lebensmitteln, Konservierungsstoffen, Alkohol und Nikotin wir zu uns nehmen, desto mehr sind Leber, Magen und Darm gefordert. Gönnen Sie diesen Schwerstarbeitern doch hin und wieder einen Tag Urlaub! Auch sie wollen einmal ausruhen und verwöhnt werden! Nach einem solchen „Light"-Tag geht es dann wieder mit voller Kraft voraus, und Sie werden spüren, um wie viel leichter und fitter Sie sich fühlen.

Ein Entschlackungstag bedeutet aber nicht unbedingt, dass Sie sich kasteien müssen und überhaupt nichts essen dürfen, damit Ihre Verdauungsorgane Erholung haben. Natürlich kann man auch mit einem oder zwei Fastentagen entschlacken, das erfordert aber Disziplin. Bei unseren Entlastungstagen essen Sie lediglich solche Nahrungsmittel, die Ihren Organen gut tun und ihnen die Arbeit erleichtern. Und davon dürfen Sie reichlich essen, sodass Sie bestimmt keinen Hunger haben. Gleichzeitig trinken Sie viel Flüssigkeit, damit die Schlackenstoffe aus dem Verdauungstrakt geschwemmt werden. Unbehindert von belastenden Stoffen kann der Pu-Erh-Tee an solchen Tagen noch besser wirken, die Leber entgiften und Ihren gesamten Organismus beleben. Etwa zweieinhalb bis drei Liter Flüssigkeit sollten Sie an einem Entlastungstag zu sich nehmen. Ein bis eineinhalb Liter Pu-Erh-Tee und die restliche Flüssigkeit in Form von natriumarmem Mineralwasser oder Kräutertees. Wenn Sie Ihrem Körper regelmäßig diesen Urlaub gönnen, werden Sie bald feststellen, dass Sie mit dieser Methode spielend

Ihr Gewicht halten oder auch abnehmen können – langsam zwar, dafür aber umso dauerhafter. Eine regelmäßige Reinigung von innen strafft auch schlaffes Gewebe und lässt die Haut klarer und strahlender werden. Ein Entschlackungstag zeichnet sich dadurch aus, dass in der Hauptsache nur ein einziges Nahrungsmittel über den ganzen Tag verteilt gegessen wird. Ob Erdbeeren, Sauerkraut oder Reis, sie alle haben die Eigenschaft zu entwässern und wirken damit besonders reinigend.

Die übrigen Zutaten sind eigentlich nur dazu da, das Ganze schmackhafter zu machen, sind aber so abgestimmt, dass sie die Wirkung der „Hauptspeise" nicht beeinträchtigen. Am besten wäre ein Körper-Urlaubstag pro Woche. Aber auch wenn Sie es nur alle zwei Wochen schaffen, fühlt sich Ihr Körper schon verwöhnt. Besonders angebracht ist es natürlich, die Organe nach großen Anstrengungen zu entlasten: nach üppigen Schlemmereien, nach Feiertagen oder auch nach Zeiten, in denen man schwere Medikamente nehmen musste. Wir stellen Ihnen im folgenden

Rezeptteil sieben Möglichkeiten für Entschlackungstage vor. Die Rezepte sind jeweils für eine Person berechnet.

Erdbeertag

Die „Königin des Beerenobstes" ist ein wahrer Tausendsassa, wenn es darum geht, unserem Körper etwas Gutes zu tun. Sie reinigt das Blut, fördert die Verdauung, regt den Leberstoffwechsel an, entwässert, macht die Haut klarer und wirkt auch positiv bei Gicht und Rheuma. Kein anderes einheimisches Obst enthält so viel Mangan, ein Spurenelement, das für die Bildung einiger Enzyme wichtig ist. Fehlt uns Mangan, sind oft Müdigkeit, schlechte Laune oder Gelenkschmerzen die Folge. Für einen Entlastungstag mit Erdbeeren brauchen Sie etwa eineinhalb Kilo dieser duftenden Früchte. Achten Sie darauf, sie möglichst frisch auf dem Markt zu kaufen, denn bei längerer Lagerung verlieren sie viel von ihren wertvollen Vitaminen. Vielleicht ist in Ihrer Nähe ein Bauernhof, bei dem Sie die Erdbeeren im Freiland selbst pflücken können.

Erdbeerquark zum Frühstück

ZUTATEN

300 g Erdbeeren
150 g Quark (0,2 % Fett)
2 EL Ahornsirup
15 g Pistazien

● **ca. 410 kcal**

1. Die Erdbeeren vorsichtig waschen und in einem Sieb abtropfen lassen. Stengel entfernen und die Früchte in Scheiben schneiden. **2.** Den Quark mit dem Ahornsirup glatt rühren und die Erdbeeren unterheben. **3.** Die Pistazien hacken, in einer beschichteten Pfanne ohne zusätzliches Fett rösten und über die Quarkerdbeeren streuen.

Erdbeerdrink für zwischendurch

ZUTATEN

250 g Erdbeeren
Saft und Schale von ½ Limette (unbehandelt)
200 ml Buttermilch
Honig nach Geschmack

● **ca. 150 kcal**

1. Die Erdbeeren vorsichtig waschen, abtropfen lassen, Stielansätze entfernen, halbieren und mit dem Limettensaft beträufeln. **2.** Zusammen mit der Buttermilch fein pürieren und mit Honig abschmecken. Eiskalt genießen!

Erdbeersalat mit Chicorée zu Mittag

ZUTATEN

300 g Erdbeeren
100 g Feldsalat
100 g Chicorée
10 g Walnüsse
3 EL Balsamessig
Salz, schwarzer Pfeffer
1 EL Walnussöl

● **ca. 300 kcal**

1. Die Erdbeeren vorsichtig waschen, abtropfen lassen, Stielansätze entfernen und in Scheiben schneiden. **2.** Den Feldsalat waschen und putzen. Den Chicorée in Streifen schneiden. Beides mit den Erdbeeren vermischen. **3.** Aus Essig, Salz, Pfeffer und Öl eine Marinade bereiten, unter den Salat heben und alles mit den gehackten Walnüssen bestreuen.

Honigerdbeeren für nachmittags

ZUTATEN

300 g Erdbeeren
2 EL Honig

● **ca. 220 kcal**

1. Die Erdbeeren vorsichtig waschen, Stielansätze entfernen und vierteln.
2. Den Honig in einem kleinen Topf bei geringer Hitze flüssig werden lassen, über die Erdbeeren gießen und das Ganze im Kühlschrank kalt werden lassen.

Erdbeer-Risotto als Abendmahlzeit

ZUTATEN

1 Schalotte
250 g Erdbeeren
300 ml Gemüsebrühe
1 TL Olivenöl
1 EL Madeira
100 g Risottoreis (z. B. Arborio)
Salz, schwarzer Pfeffer
10 g frisch geriebener Parmesan
Einige Basilikumblätter

● **ca. 610 kcal**

1. Die Schalotte schälen und fein hacken, die Erdbeeren vorsichtig waschen, abtropfen lassen und in Scheiben schneiden. Die Gemüsebrühe erhitzen.
2. Das Öl in einer hohen, beschichteten Pfanne erhitzen, darin die Schalotte anschwitzen und die Erdbeerscheiben kurz mitdünsten lassen. Mit Madeira ablöschen.
3. Den gewaschenen Reis dazugeben und so viel heiße Brühe angießen, dass der Reis gerade bedeckt ist. Rühren, bis alle Flüssigkeit aufgesogen ist. Weiter Brühe angießen und rühren, bis alle Flüssigkeit verbraucht und der Risotto cremig ist.
4. Mit Salz und schwarzem Pfeffer kräftig abschmecken, geriebenen Parmesan unterheben und mit den in Streifen geschnittenen Basilikumblättern garnieren.

Spargeltag

Spargel macht fit! Er liefert von April bis Juni alle Vitamine und Mineralstoffe, die wir brauchen, um die Frühjahrsmüdigkeit und die Winterschlacken loszuwerden. Seine hervorragendsten Eigenschaften: Er entwässert und entsäuert, er unterstützt die Lebertätigkeit und stärkt das Immunsystem. Durch seine stark harntreibende Wirkung spült er die Schlacken förmlich aus dem Körper. Mit ausgeschieden wird der Spargelbestandteil Asparagin, was deutlich zu riechen ist. Spargel ist besonders reich an Folsäure, die für das Zellwachstum von großer Bedeutung ist. Sie hilft auch bei der Bildung der roten Blutkörperchen und bei der Blutgerinnung. Außerdem ist Folsäure das beste Mittel gegen Antriebsschwäche, Konzentrationsmangel und Müdigkeit. Seine – nicht nur angebliche – Wirkung auf die Liebeslust verdankt der Spargel seinem hohen Gehalt an Zink. Dass Spargel gesund ist, wussten bereits die alten Römer – sie aßen ihn, um das Herz zu stärken. Die Chinesen dagegen schworen auf Spargel gegen Husten und Hautkrankheiten.

Die 750 g Spargelstangen für Frühstück, Zwischenmahlzeit und Mittagessen können Sie schon am Vortag mit einem Stück Butter und je einer Prise Zucker und Salz kochen, denn er wird kalt verwendet. Vergessen Sie nicht, $^1/_4$ Liter vom Kochwasser für die Kaltschale aufzubewahren!

Schnittlauchbrot mit Spargelspitzen zum Frühstück

ZUTATEN

2 EL Magerquark
2 EL Milch
$^1/_2$ Bund Schnittlauch
Salz, weißer Pfeffer
2 Scheiben Grau- oder Vollkornbrot
Köpfchen von 12 gekochten Spargelstangen

● **ca. 250 kcal**

1. Den Magerquark mit der Milch glatt rühren, den Schnittlauch in feine Röllchen schneiden und unterrühren. Mit Salz und Pfeffer abschmecken.

2. Die Brotscheiben damit bestreichen und mit den Spargelköpfchen belegen.

Spargel-Nuss-Kaltschale für zwischendurch

ZUTATEN

300 g gekochte Spargelstangen (ohne die Köpfchen)
1/4 l Spargel-Kochwasser
2 EL saure Sahne
1 EL weißer Balsamessig
Salz, weißer Pfeffer
15 gehackte Haselnüsse

● **ca. 230 kcal**

1. Die Spargelstangen in grobe Stücke schneiden und zusammen mit der sauren Sahne fein pürieren. Mit Balsamessig, Salz und Pfeffer abschmecken.
2. Die gehackten Haselnüsse in einer beschichteten Pfanne ohne Fett rösten und untermischen. Im Kühlschrank kalt stellen. Jeweils die Hälfte der Portion vormittags und nachmittags kalt oder erwärmt genießen.

Spargelsalat mit Erdbeeren zu Mittag

ZUTATEN

2 EL saure Sahne
2 EL Himbeeressig
1 EL Sesamöl
Salz, schwarzer Pfeffer
2 Stangen Lauchzwiebeln
450 g gekochter Spargel
200 g Erdbeeren
1/2 TL grüne Pfefferkörner

● **ca. 320 kcal**

1. Saure Sahne, Essig und Öl zu einer glatten Sauce verrühren und mit Salz und Pfeffer abschmecken.
2. Die Lauchzwiebeln putzen und in feine Streifen schneiden. Die Erdbeeren vorsichtig waschen, Stielansätze entfernen und in Scheiben schneiden. Den Spargel schräg in etwa 1 1/2 cm breite Streifen schneiden.
3. Alles mit der Salatsauce vermischen und mit den Pfefferkörnern bestreuen.

Gekochter Spargel mit zweierlei Sauce als Abendmahlzeit

ZUTATEN

500 g Spargel

Für die Kräutervinaigrette:
1 Ei
2 EL 8-Kräuter-Mischung (TK)
1/2 Bund Schnittlauch
3 EL Weißweinessig
Salz, Pfeffer
1 EL Traubenkernöl
1 Stange Lauchzwiebel

Für das Rucola-Pesto:
25 g Kürbiskerne
50 g Rucola
1 Knoblauchzehe
2 EL Olivenöl
Salz, Pfeffer
30 g frisch geriebener Parmesan

● ca. 820 kcal

1. Das Ei hart kochen. Den Spargel mit einem Stück Butter und je einer Prise Salz und Zucker sanft gar werden lassen.
2. In der Zwischenzeit die 8-Kräuter-Mischung mit den Schnittlauchröllchen, Essig, Salz und Pfeffer verrühren und mit dem Öl kräftig verschlagen. Die Lauch-zwiebel putzen, in feine Scheiben schneiden und zusammen mit dem gewürfelten harten Ei unterheben.
3. Für das Pesto die Kürbiskerne grob hacken und in einer beschichteten Pfanne ohne Fett rösten.
4. Den Rucola waschen, putzen und gut abtropfen lassen. Zusammen mit den Kürbiskernen pürieren und nach und nach das Öl eintropfen lassen.
5. Mit Salz und Pfeffer abschmecken und den geriebenen Parmesan unterrühren.
6. Den Spargel mit den beiden Saucen anrichten.

Reistag

Ein Reistag entwässert, entlastet Herz und Kreislauf und hilft bei Bluthochdruck.
Der Mineralstoffgehalt von Reis ist unschlagbar: Er enthält Natrium, Kalium, Mangan, Eisen, Kobalt, Zink, Phosphor und Fluor. Hinzu kommen noch – besonders bei Naturreis – Ballaststoffe, die die Verdauung fördern.
An Vitaminen finden wir in diesen unscheinbaren Körnern

B_1, B_2, B_6, E, Niacin und Pan-
thothensäure.
Damit alle diese wertvollen Inhaltsstoffe nicht mit dem Kochwasser abgeschüttet werden, sollten Sie den Reis ausquellen lassen:
Lassen Sie doppelt so viel Wasser
wie Reis (bei Naturreis zweiein-
halbmal so viel) aufkochen, geben
Sie den gewaschenen Reis dazu
und lassen Sie das Ganze zugedeckt bei milder Hitze quellen, bis
Sie an der Reis-Oberfläche kleine
Vertiefungen sehen. Den Reis
dann mit einer Gabel auflockern
und im offenen Topf 5 Minuten
ausdampfen lassen.
Der Entlastungstag mit Reis ge-
lingt am besten, wenn Sie ungesal-
zenen Reis essen. Damit es aber
trotzdem nicht fade schmeckt,
wird großzügig mit Kräutern
gewürzt.
Einen Teil der benötigten Reis-
menge können Sie schon am Vorabend kochen. Dazu benötigen
Sie für Frühstück, Zwischenmahl-
zeiten und Mittagessen 250 g
rohen Reis, gekocht ergibt das
etwa 670 g.

Orangen-Joghurt-Reis zum Frühstück

ZUTATEN

1 Orange
135 g gekochter Reis
150 g Magerjoghurt
1 EL Mangosirup
Einige Blättchen frische Minze
oder Zitronenmelisse

ca. 310 kcal

1. Die Orange schälen und die
Filets aus den Häutchen trennen
und den Saft dabei auffangen.
2. Den Reis mit dem Magerjoghurt vermengen und mit dem
Sirup süßen. Die Orangenfilets
unterheben und mit Minze oder
Zitronenmelisse verzieren.

Kräuterfrischkäse mit Reis für zwischendurch

ZUTATEN

75 g kerniger Frischkäse
2 EL gehackte Kräuter nach Wahl
135 g gekochter Reis
Frisch gemahlener schwarzer Pfeffer

ca. 230 kcal

1. Den Frischkäse mit den Kräutern verrühren, den Reis unterheben und kräftig mit Pfeffer würzen.
2. Etwa 15 Minuten gut durchziehen lassen und nochmals mit etwas frisch gemahlenem Pfeffer bestreuen.

Reissalat mit Pilzen zu Mittag

ZUTATEN

2 EL Zitronensaft
1 EL feines Olivenöl
Frisch gemahlener schwarzer Pfeffer
2 Schalotten
1 Karton Kresse
100 g braune Champignons
180 g gekochter Reis

● **ca. 370 kcal**

1. Aus Zitronensaft, Öl und Pfeffer eine Marinade bereiten. Die Schalotten sehr fein hacken, die Kresse vorsichtig waschen, abschneiden und unterrühren.
2. Die Champignons putzen, in Scheiben schneiden und zur Marinade geben. Den Reis unterheben und alles zusammen gut gekühlt durchziehen lassen.

Kakaoreis für nachmittags

ZUTATEN

150 ml fettarme Milch
1/2 Vanilleschote
1 TL Instant-Kakao
1 EL Vollrohrzucker
135 g gekochter Reis
2 Msp. Kakaopulver

● **ca. 340 kcal**

1. Die Milch zusammen mit dem ausgeschabten Mark der halben Vanilleschote aufkochen lassen, den Instant-Kakao, den Vollrohrzucker und den gekochten Reis einrühren und auf kleiner Flamme etwa 5 Minuten quellen lassen.
2. In einem tiefen Teller anrichten und mit Kakao-Pulver bestäuben.

Reispfanne mit Gemüse als Abendmahlzeit

ZUTATEN

1 kleine Zwiebel
1 Knoblauchzehe
Je ½ rote und gelbe
Paprikaschote
50 g Keniabohnen oder
Zuckerschoten
1 EL Olivenöl
75 g Rundkornreis
150 ml Kalbsfond (aus dem Glas)
Frisch gemahlener schwarzer
Pfeffer
2 EL gehackte Petersilie

● ca. 520 kcal

1. Die Zwiebel schälen und fein hacken. Den Knoblauch durchpressen.
2. Die Paprikaschoten waschen, entkernen und die benötigte Menge in etwa 1 cm große Würfel schneiden. Die Bohnen oder Zuckerschoten waschen, putzen und schräg in Streifen schneiden.
3. Das Olivenöl in einer hohen, beschichteten Pfanne erhitzen und die Zwiebel und den Knoblauch andünsten. Dann den gewaschenen Reis dazugeben und glasig dünsten.

4. Mit dem Kalbsfond aufgießen und mit dem Gemüse zusammen ziehen lassen, bis alle Flüssigkeit aufgenommen ist.
5. Mit frisch gemahlenem Pfeffer abschmecken und mit der Petersilie bestreut servieren.

Traubentag

Für einen Entlastungstag sind auch Trauben erstklassig geeignet. Sie regen Darm und Nieren an und helfen dadurch beim Entschlacken. Außerdem werden die Leber- und die Gallenfunktion gestärkt. Dunkle Weintrauben enthalten außerdem den Farbstoff Anthozyan, der die Durchblutung fördert und auch gut für die Venen ist. Sie können für einen Entlastungstag mit Weintrauben die Früchte natürlich einfach roh essen, was wegen der Ballaststoffe besser ist, oder sie zu Saft pressen. Nehmen sie dann über den Tag verteilt rund 3 kg Trauben zu sich, sonst nichts. Wenn Sie jedoch im Herbst, während der Traubenzeit, für die Dauer einer Woche eine Traubenkur machen wollen, geben wir hier einige Anregungen, wie Sie Trauben in Ihren Speiseplan einbauen können.

Traubenmüsli mit Joghurt zum Frühstück

ZUTATEN

2 EL Gerstenflocken
150 g Magerjoghurt
Je 100 g helle und dunkle Trauben
10 g Sonnenblumenkerne

● ca. 320 kcal

1. Die Gerstenflocken mit dem Joghurt vermischen und etwas quellen lassen.
2. In der Zwischenzeit die Trauben vorsichtig waschen, halbieren, entkernen und untermischen.
3. Die Sonnenblumenkerne in einer beschichteten Pfanne ohne Fett anrösten und über das Müsli streuen.

Traubencocktail für zwischendurch

ZUTATEN

300 g dunkle Trauben
1 TL Limettensaft
1–2 TL Honig
Frische Minze

● ca. 250 kcal

Die Trauben waschen, von den Stielen zupfen und im Entsafter auspressen. Mit dem Limettensaft und Honig verquirlen und mit Minze dekoriert eisgekühlt in kleinen Schlucken trinken.

Trauben-Chicorée-Salat zu Mittag

ZUTATEN

2 Chicorée
200 g dunkle Trauben
10 g Walnusskerne
2 EL heller Balsamessig
1 EL Walnussöl
Frisch gemahlener schwarzer Pfeffer
1/2 TL getrockneter Thymian
1 TL Lavendelhonig
2 TL saure Sahne

● ca. 350 kcal

1. Den Chicorée waschen, halbieren, den Stielansatz entfernen und in Streifen schneiden.
2. Die Trauben häuten, halbieren und entkernen. Die Walnusskerne grob hacken.
3. Aus Essig, Öl, Pfeffer und Thymian eine Marinade bereiten und den Honig darin verquirlen.

4. Den Chicorée und die Trauben unterheben und mit der sauren Sahne dekorieren.

Trauben-Apfel-Gelee für nachmittags

ZUTATEN

2 Blatt weiße Gelatine
150 ml naturtrüber Apfelsaft
200 g weiße oder dunkle Trauben
3 Blättchen Zitronenmelisse

● ca. 250 kcal

1. Die Gelatine 10 Minuten in kaltem Wasser einweichen. Tropfnass bei milder Hitze auflösen und in den Apfelsaft rühren. Die Flüssigkeit in eine kleine Schüssel füllen und kalt stellen. **2.** In der Zwischenzeit die Trauben waschen, häuten, vierteln und entkernen. Die Zitronenmelisse in feine Streifen schneiden. **3.** Sobald der Apfelsaft zu stocken beginnt, Traubenviertel und Melissenstreifen einrühren und im Kühlschrank völlig gelieren lassen.

Traubenreis mit Putenfilet als Abendmahlzeit

ZUTATEN

50 g Naturreis
100 ml Hühnerfond
(aus dem Glas)
150 g weiße Trauben
1 EL Erdnussöl
150 g Putenbrustfilet
Frisch gemahlener weißer Pfeffer
1 EL helle Sojasauce

● ca. 650 kcal

1. Den gewaschenen Reis im Hühnerfond aufkochen lassen und zugedeckt bei kleiner Hitze ausquellen lassen. **2.** Die Trauben waschen, häuten, halbieren und entkernen. **3.** Das Erdnussöl in einer beschichteten Pfanne erhitzen und das gepfefferte Putenbrustfilet von beiden Seiten scharf anbraten. Das Filet danach in Alufolie wickeln und beiseite stellen. **4.** Die Traubenhälften im Bratensaft schwenken und erwärmen und mit der Sojasauce würzen. Den Reis unterheben, Das Putenbrustfilet auspacken, schräg in Streifen schneiden und auf dem Reis anrichten.

Getreidetag

Für einen Entlastungstag mit Getreide ist eine „Bio-6-Korn-Getreidemischung" sehr zu empfehlen. Sie bekommen sie im Reformhaus oder in gut sortierten Supermärkten. Die Mischung enthält das volle Korn von Weizen, Roggen, Hafer, Gerste, Dinkel und Hirse. Damit profitieren Sie von den verschiedenen Inhaltsstoffen, wie B-Vitaminen in Weizen und Dinkel, Eisen und Spurenelementen im Roggen, Calcium im Hafer, Kieselsäure in der Gerste und Fluor und Magnesium in der Hirse. Die Getreidekörner enthalten außerdem jede Menge Ballaststoffe und bringen dadurch Ihre Verdauung so richtig in Schwung. Es wurde nachgewiesen, dass die Inhaltsstoffe im Getreide Darmkrebs verhindern können. Durch sie werden im Darm giftige Stoffe gebunden, die so nach draußen befördert werden können.

Um die Produktion der Verdauungssäfte so richtig anzuregen, ist es wichtig, das Getreide sorgfältig und lange zu kauen.

Für Ihre Mittags-, Nachmittags- und Abendmahlzeit können Sie das benötigte Getreide vorbereiten: Weichen Sie am Vorabend 250 g der 6-Korn-Getreidemischung in reichlich kaltem Wasser ein. Am nächsten Morgen gießen Sie das Getreide durch ein Sieb ab, spülen es gründlich ab und setzen es mit der 2 1/2 fachen Menge Wasser auf. Das Getreide soll nun 1/2 Stunde bei milder Hitze zugedeckt köcheln und anschließend offen 1/2 Stunde ausquellen. Das ergibt circa 470 g fertig gekochte Getreidemischung.

Haferflocken mit Aprikosen zum Frühstück

ZUTATEN

20 g getrocknete Aprikosen (ungeschwefelt)
1/4 l Milch
35 g kernige Haferflocken
2 EL Rosinen
Zimt

● **ca. 460 kcal**

1. Die Aprikosen fein würfeln. Die Milch aufkochen lassen und die Haferflocken, Aprikosenwürfel und Rosinen unterrühren. **2.** Noch einmal aufkochen und dann 10 Minuten quellen lassen, bis alle Flüssigkeit aufgesogen ist. Mit Zimt bestreut servieren.

Dickmilch mit Haferflocken für zwischendurch

ZUTATEN

2 EL feine Haferflocken
100 g Dickmilch
1 EL Apfeldicksaft
1 Apfel

● ca. 320 kcal

Die Haferflocken in der Dickmilch etwa 10 Minuten quellen lassen. Anschließend den Dicksaft und den fein geriebenen Apfel unterrühren.

Sechskorn-Möhren-Salat zu Mittag

ZUTATEN

200 g der gekochten Getreidemischung
1 mittelgroße Möhre (100 g)
Saft von ½ Zitrone
2 EL Balsamessig
Salz, Pfeffer
1 EL Traubenkernöl

● ca. 360 kcal

1. Die Möhre schälen, grob raspeln, mit Zitronensaft beträufeln und unter die Getreidemischung heben.
2. Den Balsamessig mit Salz und Pfeffer verrühren und das Öl tropfenweise hineinschlagen. Die Marinade mit dem Salat vermischen und 10 Minuten ziehen lassen.

Obstgrütze für nachmittags

ZUTATEN

Ca. 70 g der gekochten Getreidemischung
1 Kiwi
1 Apfel
100 g Magerjoghurt
1 EL Ahornsirup

● ca. 210 kcal

Die Kiwi und den Apfel schälen und in kleine Würfel schneiden. Den Joghurt mit dem Ahornsirup verrühren, mit dem Getreide vermischen und das Obst unterheben.

Getreide-Gemüse-Pfanne als Abendmahlzeit

ZUTATEN

1 mittelgroße Möhre
½ Kohlrabi
100 g ausgepalte Erbsen
(oder TK)
1 EL Erdnussöl
1 Ei
200 g der gekochten Getreidemischung
Salz, Pfeffer
15 g frisch geriebener Parmesan
2 EL Schnittlauchröllchen

● ca. 570 kcal

1. Die Möhre und den Kohlrabi putzen und in feine Streifen schneiden. Die Erbsen auspalen oder auftauen.
2. In einer hohen beschichteten Pfanne das Erdnussöl erhitzen, die Möhren- und Kohlrabistifte anbraten und an den Pfannenrand schieben. Die Erbsen in der Pfannenmitte dünsten und ebenfalls an den Rand schieben. Das Ei aufschlagen, in der Pfannenmitte zu einem Spiegelei braten und mit zwei Kochlöffeln in kleine Stücke reißen.

3. Das Getreide untermischen und mitbraten, bis es warm ist. Das Gericht mit Salz und Pfeffer abschmecken und mit dem frisch geriebenem Käse und den Schnittlauchröllchen bestreuen.

Kartoffeltag

Pellkartoffeln haben nur 70 Kalorien pro 100 Gramm! Damit lässt sich ihr Ruf als Dickmacher nun wirklich nicht mehr halten. Im Gegenteil: Durch ihre Ballaststoffe halten sie die Verdauung auf Trab. Der hohe Kaliumgehalt der Kartoffeln wirkt stark entwässernd, deshalb sind sie für einen Entlastungstag besonders geeignet. Außerdem enthalten Kartoffeln Calcium, Magnesium, Eisen und eine Riesenportion Vitamin C.

Kartoffeln sind am gesündesten, wenn sie mit der Schale gekocht werden. Denn erstens liefert diese die meisten Ballaststoffe, und zweitens sitzen die Nährstoffe direkt unter der Schale. Geschälte Kartoffeln büßen beim Kochen 16 % ihrer Nährstoffe ein! Junge Kartoffeln, die ab März auf den Markt kommen, sollte man sogar mit der zarten Schale essen.

Einfach vor dem Kochen mit einer Bürste kräftig unter fließendem Wasser abschrubben, damit die Schale sauber wird.

Kartoffel-Käse-Aufstrich zum Frühstück

ZUTATEN

1 mittelgroße Kartoffel (ca. 125 g)
1/2 TL Kümmel
1 kleine Gewürzgurke
1 TL Kapern
40 g Frischkäse (Magerstufe)
1 TL scharfer Senf
Weißer Pfeffer
1–2 EL Milch
1 Scheibe Vollkornbrot
2 EL Schnittlauchröllchen

● **ca. 250 kcal**

1. Die Kartoffel zusammen mit dem Kümmel weich kochen. (Tipp: Kochen Sie die zweite Kartoffel, die Sie für Ihren Nachmittagsimbiss brauchen, gleich mit.) **2.** In der Zwischenzeit die Gewürzgurke und die Kapern sehr fein hacken. **3.** Den Frischkäse mit Senf und Pfeffer glatt rühren. Die Kartoffel schälen und noch heiß durch eine

Kartoffelpresse zum Käse pressen und gut verrühren. Eventuell etwas Milch hinzufügen, falls die Masse nicht geschmeidig genug ist. **4.** Die Gurke und die Kapern unterheben, das Brot mit der Creme bestreichen und alles mit Schnittlauch bestreuen.

Für zwischendurch

ZUTATEN

1 Glas Kartoffelsaft (aus dem Reformhaus, 200 ml)

● **ca. 40 kcal**

Pellkartoffel mit Krabbencreme zu Mittag

ZUTATEN

300 g junge Kartoffeln
1 Prise Kümmel
100 g Quark
2–3 EL Milch
1 TL Tomatenmark
Salz, Pfeffer
2 EL gehackter Dill
125 g Pacific-Krabben (gekocht und geschält)

● **ca. 480 kcal**

1. Die Kartoffeln in Salzwasser mit der Prise Kümmel gar kochen und abgießen. **2.** In der Zwischenzeit den Magerquark mit der Milch und dem Tomatenmark glatt rühren. Mit Salz und Pfeffer abschmecken und den Dill unterrühren. Zum Schluss die gut abgetropften Krabben unterheben.

Kartoffeln mit Tomaten für nachmittags

ZUTATEN

1 mittelgroße gekochte Kartoffel (125 g)
1 Strauchtomate
5 Blätter Basilikum
1 EL weißer Balsamessig
Frisch gemahlener weißer Pfeffer

● **ca. 90 kcal**

Die Kartoffel schälen und in Scheiben schneiden. Die Tomaten ebenfalls in Scheiben schneiden. Abwechselnd Kartoffel- und Tomatenscheiben und Basilikum auf einem Teller anrichten, mit Balsamessig beträufeln und mit dem Pfeffer würzen.

Rucola-Kartoffel-Pfanne als Abendmahlzeit

ZUTATEN

250 g Kartoffeln
1 Schalotte
100 g magerer gekochter Schinken
1 EL Sesamöl
Salz, Pfeffer
50 g Rucola
1 EL weißer Balsamessig

● **ca. 450 kcal**

1. Die Kartoffeln schälen und in 2 mm dicke Scheiben schneiden. Bissfest kochen (etwa 5 Minuten) und gut abtropfen lassen. Die Schalotte in feine Würfel, den Schinken in Streifen schneiden. **2.** Das Öl in einer beschichteten Pfanne erhitzen, die Schalottenwürfel darin glasig dünsten, den Schinken und die Kartoffelscheiben dazugeben, salzen und pfeffern. Unter häufigem Wenden goldgelb anbraten. **3.** Den Rucola waschen, putzen und grob hacken. Am Ende der Bratzeit über die Kartoffelpfanne geben und warm werden lassen. **4.** Das Gericht mit Balsamessig beträufeln und sofort heiß servieren.

Beerentag

Besser kann Gesundes gar nicht schmecken! Ob blau, rot oder grün, alle Beeren enthalten verdauungsfördernde Ballaststoffe und massenweise Vitamine. Ihre Farbstoffe stimulieren den Stoffwechsel und das Immunsystem. Ätherische Öle wirken beruhigend bei Stress und die enthaltenen Flavonoide schützen vor Krebs.

In Himbeeren sind viele Stoffe enthalten, die wichtig für unseren Stoffwechsel sind: Kalium, Eisen, Magnesium und Phosphor. Sie helfen, die Leber zu entgiften. Ihre kleinen Kerne fördern die Verdauung. Anthocyane, blaurote Farbstoffe, schützen Herz und Blutgefäße.

Der blaue Farbstoff Myrtillin in Heidelbeeren wirkt gegen Infektionen und Entzündungen.

Das Magnesium, Calcium und Kalium der Stachelbeeren schützt den Körper vor Übersäuerung.

Brombeeren enthalten Karotinoide, die vor den „freien Radikalen" schützen, die dunklen Pflanzenfarbstoffe halten die Arterien elastisch. Besonders wirksam: die Phenolsäure mit ihrer Krebs vorbeugenden Wirkung.

Große Mengen an Vitamin C enthalten Johannisbeeren. Sie festigen die Blutgefäße und regen die Bildung von Verdauungssäften an. Schwarze Johannisbeeren schmecken intensiver als rote.

Stachelbeermüsli zum Frühstück

ZUTATEN

2 EL kernige Haferflocken
150 g frische Stachelbeeren
100 ml Dickmilch
1 EL Thymianhonig
1 EL Limettensaft

● **ca. 350 kcal**

1. Die Haferflocken in einer beschichteten Pfanne ohne Fett rösten. Die Stachelbeeren waschen, putzen und halbieren. **2.** Die Dickmilch mit dem Thymianhonig und dem Limettensaft verrühren und die Haferflocken und Stachelbeeren dazugeben.

Heidelbeerdrink für zwischendurch

ZUTATEN

200 g Heidelbeeren
150 g Magerjoghurt
150 ml fettarme Milch
2 EL Apfeldicksaft

● **ca. 320 kcal**

Alle Zutaten zusammen fein pürieren und zum Schluss mit dem Apfeldicksaft abschmecken. Sie können die Heidelbeeren auch statt mit Joghurt und Milch mit 300 ml Buttermilch zubereiten.

Beerenkaltschale mit Kefir zu Mittag

ZUTATEN

250 g frische Sommerbeeren (z. B. Himbeeren, Johannisbeeren und Heidelbeeren)
200 ml fettarmer Kefir
1–2 EL Apfeldicksaft
1 EL Limettensaft
Einige Blättchen frische Minze

● **ca. 350 kcal**

1. Die Hälfte der roten Beeren zusammen mit dem Kefir, dem Apfeldicksaft und dem Limettensaft fein pürieren.
2. Die Kaltschale in einen tiefen Teller gießen und die restlichen Beeren darauf verteilen. Mit Minzeblättchen verzieren.

Johannisbeersorbet für nachmittags

ZUTATEN

150 g rote Johannisbeeren
1 EL Zitronensaft
1 EL Honig
50–100 ml Apfelsaft

● **ca. 160 kcal**

1. Früchte mit Zitronensaft, Honig und so viel Apfelsaft pürieren, dass ein nicht zu flüssiger Brei entsteht. In eine Schüssel füllen und im Gefrierfach fest werden lassen.
2. Vor dem Servieren nochmals mit dem Pürierstab oder dem Handrührgerät mixen.

Brombeeren mit Grieß als Abendmahlzeit

ZUTATEN

200 g frische Brombeeren
¼ l fettarme Milch
50 g Grieß
1 EL Vollrohrzucker
15 g Halbfettbutter
1 EL Honig

● **ca. 540 kcal**

1. Brombeeren behutsam waschen und gut abtropfen lassen. In der Zwischenzeit die Milch zum Kochen bringen, den Grieß langsam einrühren und etwa 10 Minuten ausquellen lassen. Zucker und geschmolzene Butter einrühren. **2.** Eine kleine feuerfeste Form dünn einfetten und die Grießmasse darin glatt streichen. Die Hälfte der Beeren darauf verteilen und bei 200 Grad auf der zweiten Schiene von unten 15–20 Minuten backen. **3.** Die restlichen Beeren mit dem Honig pürieren und zum Auflauf servieren. Sie können diesen Beerenauflauf natürlich auch mit jeder anderen Beerensorte zubereiten.

Sauerkrauttag

Das wussten schon die Chinesen: Sauer eingelegter Kohl schützt durch seinen hohen Vitamin-C-Gehalt vor winterlichen Erkältungen. Seine weiteren gesundheitlichen Vorzüge verdankt das Sauerkraut hauptsächlich den rechtsdrehenden Milchsäuren, die Krankheitserreger und Fäulnisbakterien im Darm bekämpfen. Sauerkraut entgiftet, reinigt und regeneriert den Darm. Die Milchsäure aktiviert zudem die Bauchspeicheldrüse, was die übrigen Verdauungsorgane entlastet. Wenn Sie die Gelegenheit dazu haben, kaufen Sie Sauerkraut auf dem Markt frisch aus dem Fass oder im Naturkostladen. Für eine optimale gesundheitliche Wirkung sollte man Sauerkraut auch so oft als möglich roh essen, denn durch das Kochen geht ein Teil der Milchsäurebakterien verloren. Dosensauerkraut ist jedoch pasteurisiert und enthält daher nur noch wenige der wertvollen Bakterien. Wer an einem Entlastungstag mit Sauerkraut nicht so viel rohes Kraut, sondern auch mal gekochtes essen mag, kann zwischendurch jeweils ein kleines Glas Sauerkrautsaft (aus dem Reformhaus) trinken. Das gleicht den Nährstoffverlust durch das Kochen wieder aus.

Sauerkrautrohkost zum Frühstück

ZUTATEN

1 mittelgroße Möhre
1 kleiner Apfel
1 EL Zitronensaft
150 g frisches Sauerkraut
1 EL Apfeldicksaft
1 TL Walnussöl
Salz, Pfeffer
1 Vollkornbrötchen

⦿ **ca. 310 kcal**

1. Die Möhre schälen und in feine Stifte schneiden.
2. Den Apfel waschen, entkernen, mit der Schale ebenfalls in Stifte schneiden und mit Zitronensaft beträufeln.
3. Den Apfeldicksaft mit etwas Wasser verdünnen und mit dem Walnussöl, Salz und Pfeffer verquirlen. Das Sauerkraut zerpflücken und mit der Marinade vermengen.

3. Die Möhren- und Apfelstifte unterheben. Genießen Sie dazu das Vollkornbrötchen.

Sauerkraut mit Trauben für zwischendurch

ZUTATEN

150 g dunkle Trauben
10 g Walnusskerne
4 EL heller Traubensaft
1 TL Walnussöl
Frisch gemahlener schwarzer Pfeffer
150 g rohes Sauerkraut

⦿ **ca. 280 kcal**

1. Die Trauben waschen, von den Stielen zupfen, halbieren und entkernen. Die Walnusskerne grob hacken und in einer beschichteten Pfanne ohne Fett rösten.
2. Den Traubensaft mit Walnussöl und Pfeffer verquirlen und mit dem klein geschnittenen Sauerkraut verrühren. Die Trauben und Nüsse untermischen und alles kurz durchziehen lassen.

Sauerkrautsuppe mit Kokos zu Mittag

ZUTATEN

- 1 kleine Zwiebel
- 1 Knoblauchzehe
- 1/2 Chilischote
- 1 TL Erdnussöl
- 200 g frisches Sauerkraut
- 200 ml Kokosmilch (Asienladen)
- 1–2 TL Sambal Olek
- Salz, Pfeffer
- 1 EL gehackter, frischer Koriander

● ca. 140 kcal

1. Die Zwiebel und die Knoblauchzehe schälen und klein hacken. Die Chilischote entkernen und in kleine Würfel schneiden.
2. Das Erdnussöl in einer hohen, beschichteten Pfanne erhitzen und Zwiebel, Knoblauch und Chili darin anbraten.
3. Das zerpflückte Sauerkraut dazugeben, mit der Kokosmilch aufgießen und auf kleiner Flamme zugedeckt etwa 10 Minuten köcheln lassen.
4. Mit Sambal Olek, Salz und Pfeffer abschmecken und mit dem Koriander bestreuen.

Sauerkraut mit Orangenfilets für nachmittags

ZUTATEN

- 2 Orangen
- 1 TL Honig
- 150 g Sauerkraut
- 1 EL saure Sahne

● ca. 190 kcal

1. Eine Orange abschälen, sodass keine weiße Haut übrig bleibt, und die Filets auslösen. Dabei den Saft in einer Schüssel auffangen.
2. Die zweite Orange halbieren, eine Hälfte schälen und in Scheiben schneiden, die andere Hälfte auspressen.
3. Den Orangensaft mit dem Honig verquirlen und unter das Sauerkraut mischen.
4. Die Orangenfilets unterheben und mit den Orangenscheiben und dem Esslöffel saurer Sahne garnieren.

Sauerkrautgratin mit Ananas als Abendmahlzeit

ZUTATEN

1 kleine Zwiebel
1 TL Sesamöl
200 g frisches Sauerkraut
1 Lorbeerblatt
2 Wacholderbeeren
Salz, Pfeffer
200 g Kartoffeln
1/2 Ananas
100 g magerer gekochter Schinken

● ca. 400 kcal

1. Die Zwiebel schälen, in Ringe schneiden und in einem beschichteten Topf goldgelb anbraten. Das zerpflückte Sauerkraut dazugeben, mit etwas Wasser aufgießen, würzen und zugedeckt bei milder Hitze 15 Minuten köcheln lassen.
2. Die Kartoffeln schälen, in 1/2 cm breite Scheiben schneiden und fünf Minuten vorgaren.
3. Die Ananas putzen und in 1 cm große Stücke schneiden. Den Schinken vom Fettrand befreien und in Streifen schneiden.
4. Eine Gratinform dünn einfetten und die Hälfte des Sauerkrauts einfüllen. Dann die Ananasstücke, die Schinkenstreifen und die Kartoffeln Schicht für Schicht dazugeben und mit dem restlichen Sauerkraut bedecken.
5. Das Gratin mit der sauren Sahne bestreichen und 20 Minuten im vorgeheizten Backofen auf der zweiten Schiene von unten bei 200 Grad goldgelb backen.

Entschlacken mit Ampel-Tagen

Pflanzenfarbstoffe sind nach neueren Erkenntnissen beinahe ebenso wichtig wie die Vitamine in den Nahrungsmitteln. Beginnen Sie mit der Farbe Rot – sie bringt reine Lebensenergie. In der Farbtherapie wird Rot eingesetzt um die Lebensgeister zu stärken. Rot wirkt gegen niedrigen Blutdruck und regt den Organismus an. Rote Nahrungsmittel enthalten vor allem: Lykopin, das das Krebsrisiko senkt. Außerdem Capsaicin, das in Chili und scharfem Paprika vorkommt und den Stoffwechsel und die Fettverdauung fördert. Betacarotin schließlich ist einer der wichtigsten Zellschutzstoffe. Am zweiten Tag genießen Sie Gelb. Die Farbe hellt die Stimmung auf, setzt positive Energien frei und stärkt die Verdauungsorgane. Gelbe Nahrungsmittel enthalten vor allem Betacarotin, Zeyxanthin, das die Haut vor zu viel Sonne schützt, und Flavonole. Mit der Farbe Grün am dritten Tag können Sie so richtig durchstarten! Grün ist die Hoffnung für die Seele und bringt Ausdauer für den Körper. Alle grünen Pflanzen enthalten neben Carotin Chlorophyll. Darin enthalten ist Magnesium, das zusammen mit Calcium für gesunde Zähne und Knochen sorgt. Folsäure ist von großer Bedeutung für Zellteilung und Wachstum. Sie hilft auch bei der Bildung von roten Blutkörperchen und der Blutgerinnung.

Sie können die positive Wirkung der Pflanzenfarbstoffe auch ausnützen, indem Sie täglich wenigstens ein rotes, gelbes und grünes Nahrungsmittel zu sich nehmen.

Der rote Tag

Frühstück

Je nach Jahreszeit 250 g Erdbeeren, Johannisbeeren oder Kirschen, vermischt mit 150 g Magerjoghurt. Mit Apfeldicksaft oder Honig süßen.

● **ca. 200 kcal**

Möhrendrink für zwischendurch

4 Möhren und einen Apfel im Entsafter entsaften und anschließend einen Tropfen Distelöl unterrühren. Das Öl ist wichtig, damit die in den Möhren enthaltenen fettlöslichen Vitamine vom Körper aufgenommen werden können.

● **ca. 110 kcal**

Rote-Bete-Suppe zu Mittag

ZUTATEN

**250 g gekochte Rote Bete
250 ml Kalbsfond
(aus dem Glas)
1–2 TL Meerrettich (frisch
gerieben oder aus dem Glas)
1/2 TL gehackter Kümmel
1 EL weißer Balsamessig
1 TL Ahornsirup
Salz, Pfeffer
1 EL saure Sahne**

● **ca. 270 kcal**

1. Die Roten Beten grob würfeln und zusammen mit dem Kalbsfond fein pürieren. Den Meerrettich und den gehackten Kümmel unterrühren und aufkochen lassen. **2.** Mit Essig, Ahornsirup, Salz und Pfeffer abschmecken und die saure Sahne obenauf geben.

Rote-Bete-Möhren-Drink für nachmittags

ZUTATEN

**250 g gekochte Rote Bete
200 g Möhren
1/2 rote Paprikaschote
Selleriesalz, Pfeffer
1 Tropfen Distelöl**

● **ca. 110 kcal**

Die Roten Beten, die Möhren und die Paprikaschote im Entsafter entsaften und mit Selleriesalz und Pfeffer würzen. Zur besseren Vitaminaufnahme den Tropfen Distelöl hineinrühren.

Tomaten-Kidneybohnen als Abendmahlzeit

ZUTATEN

**200 g Kidneybohnen
(abgetropft aus der Dose)
1 Zwiebel
1 EL Distelöl
250 g Tomaten
1/2 rote Paprikaschote
2 EL Tomatenmark
1–2 EL Balsamessig
Je 1/2 TL getrockneter Thymian
und Majoran
Salz, Pfeffer
Einige Blätter frisches Basilikum**

● **ca. 350 kcal**

1. Die Bohnen gut abtropfen lassen. Die Zwiebel schälen, in feine Würfel schneiden und in einer hohen, beschichteten Pfanne goldgelb anbraten.

2. Die Tomaten heiß überbrühen, häuten, entkernen und das Fruchtfleisch in etwa 1 cm große Würfel schneiden. Die Paprikaschote ebenfalls würfeln. Beides zu den Zwiebeln geben und andünsten.

3. Tomatenmark, Essig, Gewürze und abgetropfte Bohnen einrühren und in 10 Minuten auf kleiner Flamme zu einer sämigen

Konsistenz einkochen lassen (Eventuell müssen Sie ein wenig Wasser angießen).

4. Nochmals abschmecken und mit den streifig geschnittenen Basilikumblättern bestreuen.

Der gelbe Tag

Fruchtschale zum Frühstück

200 g gelbes Obst nach Wahl, zum Beispiel würfelig geschnittene Mango und Pfirsich oder Ananas und Banane, mit 150 g Magerjoghurt vermengen, mit Honig oder Vollrohrzucker süßen und mit etwas Zitronensaft würzen.

● **ca. 200–280 kcal, je nach Obst**

Grapefruit-Ananas-Drink für zwischendurch

ZUTATEN

**1 Grapefruit
1/2 Ananas (oder 1 Babyananas)
3 Minzeblätter
Eventuell etwas Mineralwasser**

● **ca. 130 kcal**

Die Grapefruit auspressen, die
Ananas putzen, in kleine Stücke
schneiden und mit dem Saft und
den Minzeblättern im Mixer fein
pürieren. Je nach Geschmack mit
Mineralwasser verdünnen.

Maissalat zu Mittag

ZUTATEN

¹/₂ gelbe Paprikaschote
1 kleiner säuerlicher Apfel
1 TL Zitronensaft
1 kleine Dose Mais
1 EL Grapefruitsaft
1 TL Walnussöl
Salz, Pfeffer
1 EL Schnittlauchröllchen
1 Vollkornbrötchen

● **ca. 210 kcal**

1. Die Paprikaschote putzen, den
Apfel schälen und beides in kleine
Würfel schneiden und mit Zitronensaft beträufeln. Den Mais in
ein Sieb schütten und abtropfen
lassen.
2. Aus Grapefruitsaft, Walnussöl,
Salz und Pfeffer eine Marinade
bereiten. Das Gemüse vermengen
und mit der Marinade übergießen.
3. Alles gut vermischen und
5–10 Minuten durchziehen lassen.

Mit Schnittlauchröllchen bestreuen und mit dem Vollkornbrötchen genießen.

Melonenpüree für nachmittags

ZUTATEN

200 g Honigmelone
Saft von 1 Zitrone
1–2 EL Honig
Minzeblättchen

● **ca. 150 kcal**

Alle Zutaten fein pürieren und
mit den gehackten Minzeblättchen bestreuen.

Kürbis-Kartoffel-Gratin als Abendmahlzeit

ZUTATEN

250 g Kürbisfruchtfleisch
200 g Kartoffeln
¹/₂ gelbe Paprikaschote
100 g magerer gekochter
Schinken
2 EL saure Sahne
25 g frisch geriebener Parmesan
Salz, Pfeffer

● **ca. 530 kcal**

1. Das Kürbisfleisch in Spalten schneiden und auf einem Gurkenhobel in feine Scheiben raspeln. Die Kartoffeln in ebenso feine Scheiben hobeln. Die Paprikaschote putzen und in kleine Würfel schneiden.
2. Den würfelig geschnittenen Schinken, die saure Sahne, den Käse, Salz und Pfeffer miteinander vermengen.
3. Eine Gratinform dünn einfetten und die Kürbis- und Kartoffelscheiben wie Dachschindeln übereinander legen. Mit der Sauce bestreichen und etwa 45 Minuten im vorgeheizten Backofen bei 200 Grad auf der zweiten Schiene von unten goldgelb backen.

Der grüne Tag

Obstschale zum Frühstück

Grünes Obst, zum Beispiel 2 Kiwis oder 200 g Stachelbeeren oder 200 g grüne Weintrauben, mit 150 g Magerjoghurt vermischen und mit Sirup oder Vollrohrzucker süßen.

● **ca. 200–270 kcal, je nach Obst**

Paprika-Gurken-Mus für zwischendurch

ZUTATEN

1 grüne Paprikaschote
¹/₂ Salatgurke
1 Schachtel Kresse
1 EL Zitronensaft
Salz

● **ca. 80 kcal**

1. Die Paprika waschen und entkernen, die Gurke schälen, halbieren, die Kerne entfernen und Paprika und Gurke fein pürieren.
2. Die Kresseblättchen zusammen mit dem Zitronensaft unter das Mus rühren und salzen.

Avocadosalat zu Mittag

ZUTATEN

1 kleine Avocado
Saft von ¹/₂ Zitrone
75 g Feldsalat
20 g grüne, entkernte Oliven
1 Schalotte
2 EL Balsamessig
1 TL Honig
1 EL Distelöl
Salz, Pfeffer

● **ca. 410 kcal**

1. Die Avocado schälen, halbieren und den Kern entfernen, in dünne Spalten schneiden und sofort mit dem Zitronensaft beträufeln.
2. Den Feldsalat putzen, waschen und gut abtropfen lassen. Die Oliven in feine Scheiben schneiden.
3. Die Schalotte fein hacken, mit Essig und Honig verrühren und anschließend das Öl einschlagen. Mit Salz und Pfeffer abschmecken.
4. Alle Zutaten miteinander vermischen und kurz ziehen lassen.

Selleriedrink für nachmittags

ZUTATEN

2 Stangen Sellerie
1/2 Salatgurke
1/2 Bund Dill
Selleriesalz
1–2 TL Zitronensaft

● ca. 50 kcal

Die Selleriestangen und die Gurke im Entsafter entsaften. Den Dill sehr fein hacken und unter den Saft mischen. Den Drink mit Selleriesalz und Zitronensaft abschmecken.

Erbsen-Senf-Suppe als Abendmahlzeit

ZUTATEN

1 Schalotte
1 TL Sesamöl
1 mittelgroße Kartoffel
250 ml Kalbsfond
2 TL Dijonsenf
1/2 TL Majoran
200 g ausgepalte Erbsen
(= 600 g Schoten)
125 g Shrimps
Salz, Pfeffer
1 EL Crème fraîche
1 EL gehackte Petersilie

● ca. 610 kcal

1. Die Schalotte fein hacken und im heißen Öl in einem beschichteten Topf glasig dünsten. Die in Würfel geschnittene Kartoffel dazugeben und mit dem Kalbsfond aufgießen. Den Senf einrühren und mit Majoran würzen.
2. Kurz bevor die Kartoffeln gar sind, die Erbsen dazugeben und bissfest garen. Die Shrimps in der Suppe erwärmen und mit Salz und Pfeffer abschmecken.
3. Die Suppe vom Herd nehmen, die Crème fraîche einrühren und alles mit der Petersilie bestreuen.

Anhang

Rezeptverzeichnis

Verzeichnis der Abkürzungen

ca.	= zirka	l	= Liter
EL	= Esslöffel	ml	= Milliliter
g	= Gramm	Msp.	= Messerspitze
kcal	= Kalorien	TK	= Tiefkühl...
kg	= Kilogramm	TL	= Teelöffel

Bezugsquellen für den Kombucha-Teepilz:

Maren Bürger, Wilsdruffer Str. 14, D-01067 Dresden,
E-Mail: maren.buerger@gmx.de
Bestellungen im Internet: http://kombucha.virtualave.net/index.html
http://www.kombu.de/suche.htm
http://kombuchaa.ca/kom9.html
Bestellung per E-Mail: mboetius@interfox.de

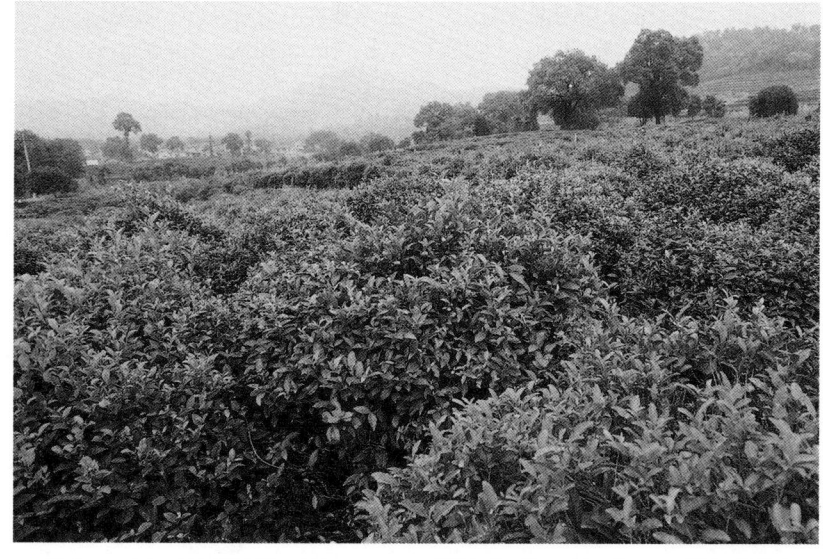